针灸特定穴临床与应试

主编 郑萍 蔡之幸
主审 陈越

中国出版集团有限公司

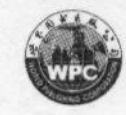
世界图书出版公司
上海 西安 北京 广州

图书在版编目(CIP)数据

针灸特定穴临床与应试 / 郑萍，蔡之幸主编. —上海：上海世界图书出版公司，2023.7
ISBN 978-7-5232-0443-6

Ⅰ.①针… Ⅱ.①郑… ②蔡… Ⅲ.①针灸疗法—临床应用 Ⅳ.①R246

中国国家版本馆 CIP 数据核字(2023)第 094865 号

书　　名　针灸特定穴临床与应试
　　　　　ZhenJiu Tedingxue Linchuang yu Yingshi
主　　编　郑　萍　蔡之幸
责任编辑　陈寅莹
出版发行　上海世界图书出版公司
地　　址　上海市广中路 88 号 9－10 楼
邮　　编　200083
网　　址　http://www.wpcsh.com
经　　销　新华书店
印　　刷　苏州彩易达包装制品有限公司
开　　本　787 mm×1092 mm　1/32
印　　张　4
字　　数　60 千字
版　　次　2023 年 7 月第 1 版　2023 年 7 月第 1 次印刷
书　　号　ISBN 978-7-5232-0443-6/ R · 665
定　　价　58.00 元

版权所有　翻印必究

如发现印装质量问题，请与印刷厂联系
（质检科电话：0512-65965282）

主编简介

郑　萍　中医针灸学博士，副主任医师，吉林医药学院副教授，第一批入选上海市长宁区优秀青年中医医师人才培养计划，长宁区“青年中医医师人才培养”项目指导老师，长宁区社区卫生“拔尖-骨干-优秀”人才培养项目计划指导老师。

蔡之幸　中医硕士，副主任医师，国家自然科学基金青年项目负责人，长宁区“青年中医医师人才培养”项目负责人（指导老师：陈越），陈越长宁区名中医工作室成员。

编审者名单

主　审

陈　越

主　编

郑　萍　蔡之幸

副主编

薛金刚　康　瑜

编　委

严　纬　黄　坤　潘穆之　谭桃风

本书出版由下列项目资助

国家自然科学基金重大合作项目横向协作课题

课题号：TR2017T02

长宁区“青年中医医师培养”项目

课题号：2021CNQNZY006

序

所谓针灸特定穴，是指十四经脉中具有特定名称、特别含义和特殊治疗作用的腧穴。正是因为具有此三“特”点，特定穴治疗效果显著，临床应用广泛，且经前人的长期临床实践及不断总结，现已形成比较完整的体系。因此，对于初学者，掌握好各类特定穴的主治特点，可为将来临床实践打下坚实基础。

吾虽经历中医临床20余年，然于针灸一道依然是小学生。吾师凌耀星教授先祖明代御医凌云擅长针灸之道(《明史·列传·卷一百八十七》)，然而吾等后辈临床从事专业多偏于内科，故始终颇觉遗憾。为弥补此缺憾，吾等前书《凌门传授铜人指穴注读》，今再选编此书。

如今，中医里的流行话题里常有“民间师承与学院教育”之争。凌师承继家学，民国时期便在沪上独立开业，1949年后则在上海中医学院任教。其实，民间与学院，但凡真正用心于中医之道，并无悖矣。就如此书中，所摘录的应试真题与临床案例，若是用心掌握，必能裨益于临床，何必拘泥于师授。

特定穴是针灸经络学说中最为重要的内容之一，其所涉中医基础理论博大精深，主治特点突出，临床应用广泛。娄绍昆先生著《中医人生：一个老中医的经方奇缘》，其中有个篇章，谈及中医入门时其跟师学习八会穴的经历："这是一个美妙的春日夜晚，何黄淼老师从临床实践出发的精彩讲解，使我体味到什么叫做'大道至简'，什么叫做'真理素朴'。他把博大精深的针灸学，化为可操作性的几个具体的步骤。整个教学大处着眼，小处入手，环环紧扣，贴近临床。时隔40多年后的今天，那天夜晚何黄淼先生的每一句话，每一个面部的表情，每一个手指的动作，我都看在眼里，记在心头……一直到现在，40多年来，我的一些重要的病例大多是运用这种针药合治的方法而取效的……在一个初学者畏惧不前的时候，何老师讲的东西使你丢掉了胆怯与迷茫，让你能够大胆地向前走。"同样，令我印象深刻。

虽然我在临床上，对针灸方面的实践经验并不多，但我始终认为，掌握必要的针灸经络知识，会对临床疗效的提高有很大的帮助。前些日子，遇到一位顽固性痛经的年轻患者，她受痛经与月经不规则困扰两年余，疼痛以及疼痛导致的失眠、乏力等问题已明显影响其日常工作与生活，甚至显示了抑郁倾向。我翻阅患者厚厚的病历，在给其诊治的医生中，既有权威的西医专家，亦不乏中医妇科名家(是我熟悉的前辈)。我给予患者建议，先停止目前治疗，改用针灸试试。结果经三次针灸治疗即获痊愈。

曾读黄龙祥教授《黄龙祥看针灸》一书，谈及经络作用时以电路示意图为喻，又将腧穴之临床运用比作开关按键，黄龙祥教授语："古人坚信，不论什么病，只要'机关不坏，未有不能愈者'，高明针灸师的高明之处也正在于能够更快、更准地找到机关所在。即《黄帝针经》所谓'知机之道者，不可挂以发，不知机道者，叩之不发'。意思是说知机关奥妙者，以毫发之力即可触发——四两拨千斤，不知机关之妙者，虽用力叩击也不能触发。看到这个份上，我想了《黄帝针经》关于针灸精髓的概括'灸刺之道，得气穴为宝'，会有更加深刻的理解。在我看来，针灸无他，得穴——知选穴之道、开穴——明开穴之术，而已。"凌师在世时也曾借用控制论中反馈与负反馈等概念形容中医理论某些临床运用。吾思对特定穴的学习，据而有临床疗效之提升，恐怕其间重要意义亦是如是。

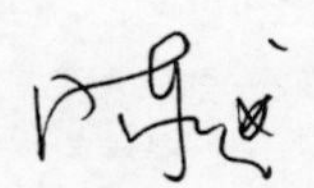

上海交通大学医学院附属同仁医院
中医科主任医师

目　录

第一章

特定穴歌诀

一、五输穴歌诀

少商鱼际与太渊，经渠尺泽肺相连。

商阳二三间合谷，阳溪曲池大肠牵。

厉兑内庭陷谷胃，冲阳解溪三里随。

隐白大都太白脾，商丘阴陵泉要知。

少冲少府属于心，神门灵道少海寻。

少泽前谷后溪腕，阳谷小海小肠经。

至阴通谷束京骨，昆仑委中足膀胱。

涌泉然谷太溪穴，复溜阴谷肾所宜。

中冲劳宫心包络，大陵间使传曲泽。

关冲液门中渚焦，阳池支沟天井索。

窍阴侠溪临泣胆，丘墟阳辅阳陵泉。

大敦行间太冲看，中封曲泉属于肝。

（又名“井荥输原经合歌”）

五输穴指十二经脉肘、膝关节以下的井、荥、输、经、合五个特定穴位，简称“五输”。《灵枢九针十二原》指出：“所出为井，所溜为荥，所注为输，所行为经，所入为合。”是对五输穴经气流注特点的概括。脏腑原气输注、经过和留止于十二经脉四肢部的腧穴，称为原穴。阴经之原穴与五输穴中的输穴同穴同名，同部位，实为一穴，即所谓“阴经之输并于原”。故此五输穴歌诀，亦囊括了阳经的六个原穴，因此共计 66 个穴位。

1. 少商（手太阴肺经井穴）

【定位】 拇指桡侧指甲角旁 0.1 寸（图 1－1－1）。

【操作】 浅刺 0.1 寸，或点刺出血。

2. 鱼际（手太阴肺经荥穴）

【定位】 第 1 掌骨中点，赤白肉际处（图 1－1－1）。

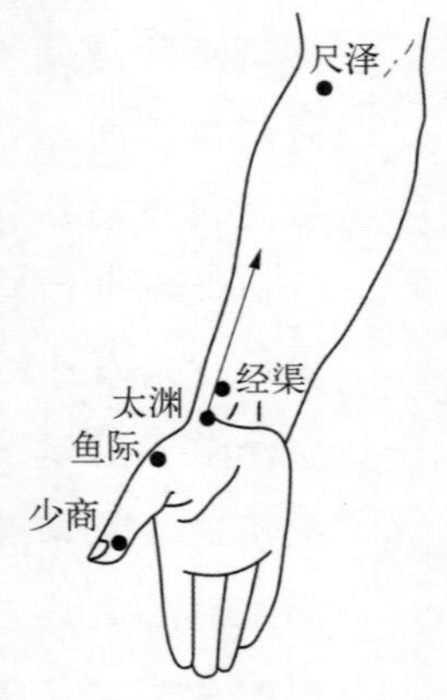

图 1－1－1 少商、鱼际、太渊、经渠、尺泽

【操作】 直刺 0.5～0.8 寸。治小儿疳积可用割治法。

3. 太渊（手太阴肺经输穴、原穴；八会穴之脉会）

【定位】 在掌后腕横纹桡侧，桡动脉的桡侧凹陷中(图 1-1-1)。

【操作】 避开桡动脉,直刺 0.3～0.5 寸。

4. 经渠(手太阴肺经经穴)

【定位】 桡骨茎突与桡动脉之间凹陷处,腕横纹上 1 寸(图 1-1-1)。

【操作】 避开桡动脉,直刺 0.3～0.5 寸。

5. 尺泽(手太阴肺经合穴)

【定位】 在肘横纹中,肱二头肌腱桡侧凹陷处(图 1-1-1)。

【操作】 直刺 0.8～1.2 寸,或点刺出血,尤其用于治疗急性咽喉肿痛及急性吐泻、中暑、小儿惊风等。

6. 商阳(手阳明大肠经井穴)

【定位】 示指桡侧指甲角旁 0.1 寸(图 1-1-2)。

【操作】 浅刺 0.1 寸,或点刺出血。

7. 二间(手阳明大肠经荥穴)

【定位】 微握拳,示指桡侧第 2 掌指关节前凹陷中(图 1-1-2)。

【操作】 直刺 0.2～0.3 寸。

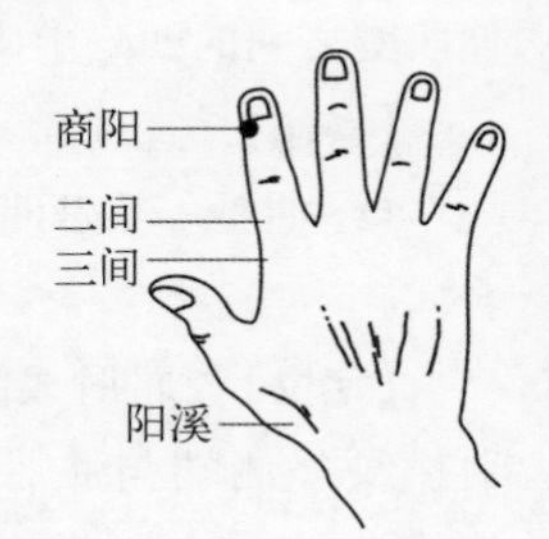

图 1-1-2 商阳、二间、三间、阳溪

8. 三间(手阳明大肠经输穴)

【定位】 微握拳,在示指桡侧第2掌指关节后凹陷处(图1-1-2)。

【操作】 直刺0.3～0.5寸。

9. 合谷(手阳明大肠经原穴)

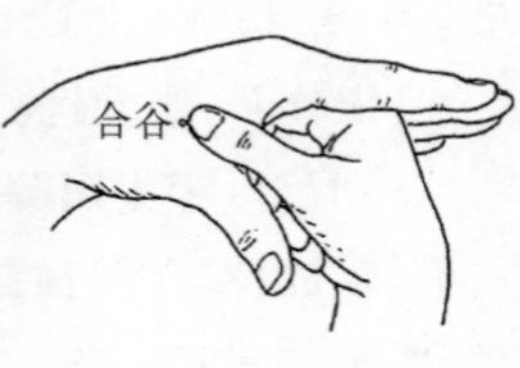

图1-1-3 合谷

【定位】 在手背,第1、2掌骨间,第2掌骨桡侧的中点处(图1-1-3)。

【操作】 直刺0.5～1寸,针刺时手呈半握拳状。孕妇不宜针。

10. 阳溪(手阳明大肠经经穴)

【定位】 腕背横纹桡侧,拇短伸肌腱与拇长伸肌腱之间的凹陷中(图1-1-2)。

【操作】 直刺0.5～0.8寸。

11. 曲池(手阳明大肠经合穴)

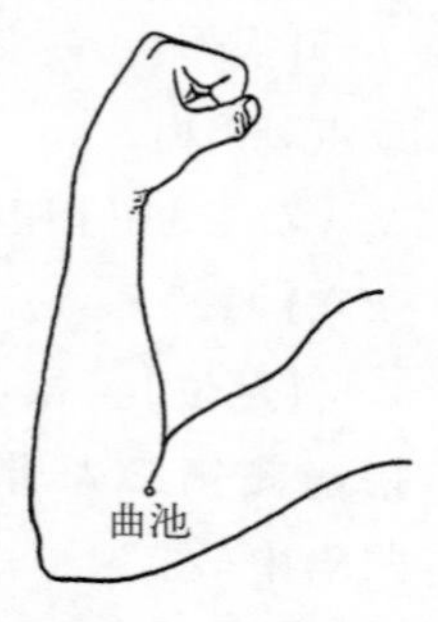

图1-1-4 曲池

【定位】 屈肘成直角,在肘横纹外侧端与肱骨外上髁连线中点(图1-1-4)。

【操作】 直刺0.5～1寸。

12. 厉兑(足阳明胃经井穴)

【定位】 第2趾外侧趾甲

角旁约 0.1 寸(图 1－1－5)。

【操作】　浅刺 0.1 寸。

13. 内庭(足阳明胃经荥穴)

【定位】　足背第 2、3 趾间缝纹端(图 1-1－5)。

【操作】　直刺或斜刺 0.5～0.8 寸。

14. 陷谷(足阳明胃经输穴)

【定位】　足背第 2、3 跖骨结合部前，第 2、3 跖趾关节后凹陷处(图 1－1－5)。

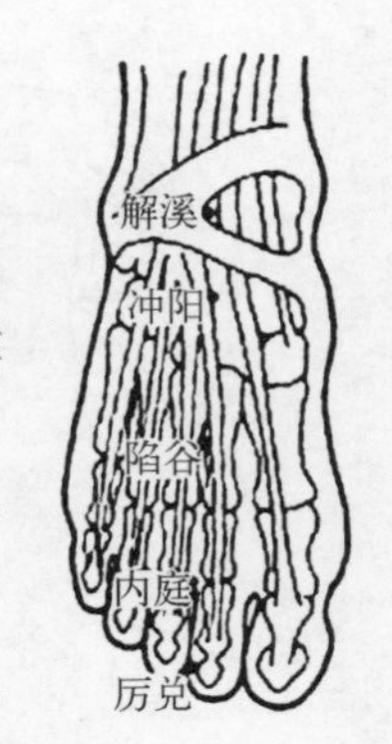

图 1－1－5　厉兑、内庭、陷谷、冲阳、解溪

【操作】　直刺或斜刺 0.3～0.5 寸。

15. 冲阳(足阳明胃经原穴)

【定位】　在足背最高处，拇长伸肌腱和趾长伸肌腱之间，足背动脉搏动处(图 1-1－5)。

【操作】　避开动脉，直刺 0.3～0.5 寸。

16. 解溪(足阳明胃经经穴)

【定位】　足背踝关节横纹中央凹陷处，拇长伸肌腱与趾长伸肌腱之间(图 1－1－5)。

【操作】　直刺 0.5～1 寸。

17. 足三里(足阳明胃经合穴；胃之下合穴)

【定位】　位于小腿外侧，犊鼻穴下 3 寸，胫骨前嵴外一横指处(图 1－1－6)。

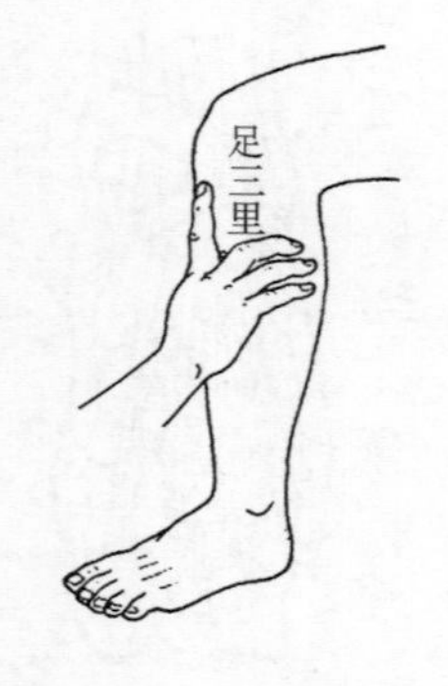

图 1-1-6 足三里

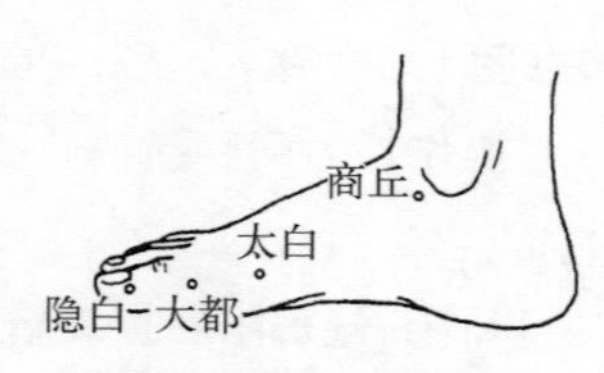

图 1-1-7 隐白、大都、太白、商丘

【操作】 直刺 1～2 寸。强壮保健用，常用温灸法。

18. 隐白(足太阴脾经井穴)

【定位】 足大趾内侧趾甲角旁 0.1 寸(图 1-1-7)。

【操作】 浅刺 0.1 寸。

19. 大都(足太阴脾经荥穴)

【定位】 足大趾内侧，第 1 跖趾关节前下方，赤白肉际处(图 1-1-7)。

【操作】 直刺 0.3～0.5 寸。

20. 太白(足太阴脾经输穴、原穴)

【定位】 第 1 跖骨小头后缘，赤白肉际凹陷处(图 1-1-7)。

【操作】　直刺0.5～0.8寸。

21. 商丘(足太阴脾经经穴)

【定位】　内踝前下方凹陷中，舟骨粗隆与内踝尖连线的中点处(图1-1-7)。

【操作】　直刺0.5～0.8寸。

22. 阴陵泉(足太阴脾经合穴)

【定位】　胫骨内侧髁下方凹陷处(图1-1-8)。

【操作】　直刺1～2寸。

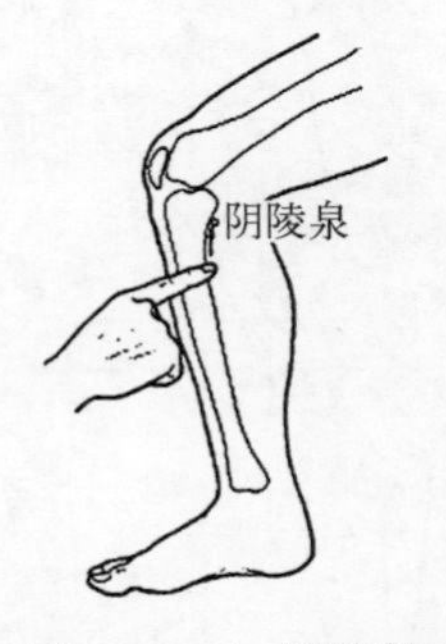

图1-1-8　阴陵泉

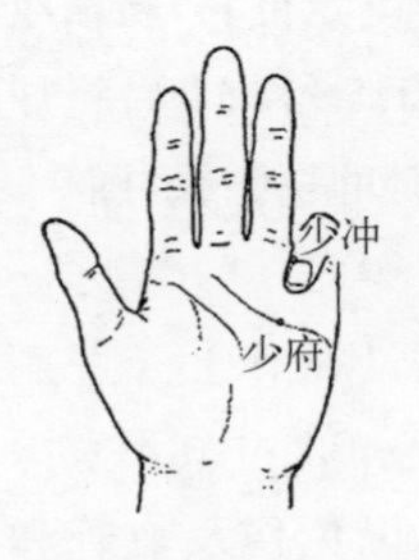

图1-1-9　少冲、少府

23. 少冲(手少阴心经井穴)

【定位】　小指桡侧指甲角旁0.1寸(图1-1-9)。

【操作】　浅刺0.1寸，或点刺出血。

24. 少府(手少阴心经荥穴)

【定位】 在手掌面，第 4、5 掌骨之间，握拳时当小指与环指指端之间(图 1-1-9)。

【操作】 直刺 0.3～0.5 寸。

25. 神门(手少阴心经输穴、原穴)

【定位】 腕横纹尺侧端，尺侧腕屈肌腱的桡侧凹陷处(图 1-1-10)。

【操作】 直刺 0.3～0.5 寸。

26. 灵道(手少阴心经经穴)

【定位】 腕横纹上 1.5 寸，尺侧腕屈肌腱的桡侧缘(图 1-1-10)。

【操作】 直刺 0.3～0.5 寸。不宜深刺，以免伤及血管和神经。留针时，不可作屈腕动作。

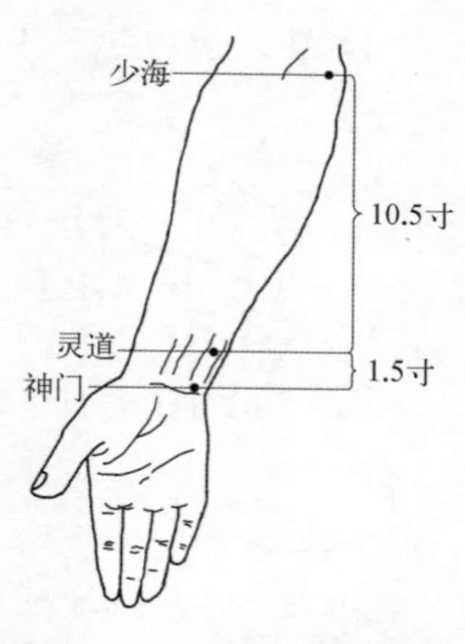

图 1-1-10 神门、灵道、少海

27. 少海(手少阴心经合穴)

【定位】 屈肘，肘横纹内侧端与肱骨内上髁连线的中点处(图 1-1-10)。

【操作】 直刺 0.5～1 寸。

28. 少泽(手太阳小肠经井穴)

【定位】　小指尺侧指甲角旁0.1寸(图1-1-11)。

【操作】　浅刺0.1寸或点刺出血。孕妇慎用。

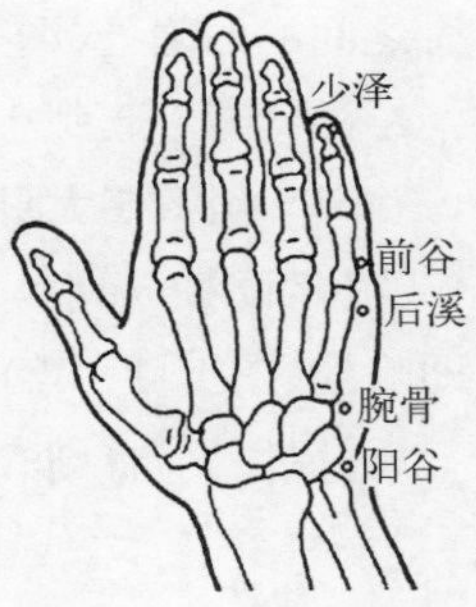

图1-1-11　少泽、前谷、后溪、腕骨、阳谷

29. 前谷(手太阳小肠经荥穴)

【定位】　位于手指第5指掌关节前尺侧,掌指横纹头赤白肉际(图1-1-11)。

【操作】　直刺0.3～0.5寸。

30. 后溪(手太阳小肠经输穴;八脉交会穴,通督脉)

【定位】　手内侧,第5指掌关节后尺侧的远侧掌横纹头赤白肉际(图1-1-11)。

【操作】　直刺0.5～1寸。治手指挛痛可透刺合谷穴。

31. 腕骨(手太阳小肠经原穴)

【定位】　第5掌骨基底与三角骨之间的凹陷处,赤白肉际(图1-1-11)。

【操作】　直刺0.3～0.5寸。

32. 阳谷(手太阳小肠经经穴)

【定位】　腕背横纹尺侧端,尺骨茎突与三角骨之间的凹陷处(图 1-1-11)。

【操作】 直刺 0.3～0.5 寸。

33. 小海(手太阳小肠经合穴)

【定位】 屈肘,尺骨鹰嘴与肱骨内上髁之间凹陷处(图 1-1-12)。

【操作】 直刺 0.3～0.5 寸。

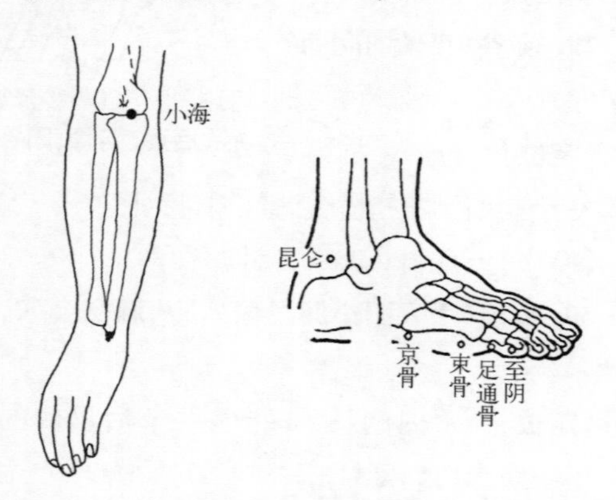

图 1-1-12 小海　　图 1-1-13 至阴、足通骨、束骨、京骨、昆仑

34. 至阴(足太阳膀胱经井穴)

【定位】 足小趾外侧趾甲角旁 0.1 寸(图 1-1-13)。

【操作】 浅刺 0.1 寸。胎位不正用灸法。

35. 足通谷(足太阳膀胱经荥穴)

【定位】 第 5 跖趾关节的前方,赤白肉际处

（图 1－1－13）。

【操作】 直刺 0.2～0.3 寸。

36. 束骨（足太阳膀胱经输穴）

【定位】 第 5 跖骨小头的后缘，赤白肉际处（图 1－1－13）。

【操作】 直刺 0.3～0.5 寸。

37. 京骨（足太阳膀胱经原穴）

【定位】 第 5 跖骨粗隆下方，赤白肉际处（图 1－1－13）。

【操作】 直刺 0.3～0.5 寸。

38. 昆仑（足太阳膀胱经经穴）

【定位】 外踝尖与跟腱之间的凹陷处（图 1－1－13）。

【操作】 直刺 0.3～0.8 寸。孕妇禁用，经期慎用。

39. 委中（足太阳膀胱经合穴；膀胱下合穴）

【定位】 腘横纹中点，股二头肌腱与半腱肌肌腱的中间（图 1－1－14）。

【操作】 直刺 1～1.5 寸，或用三棱针点刺腘静脉出血。针刺不宜过快、过强、过深，以免损伤血管

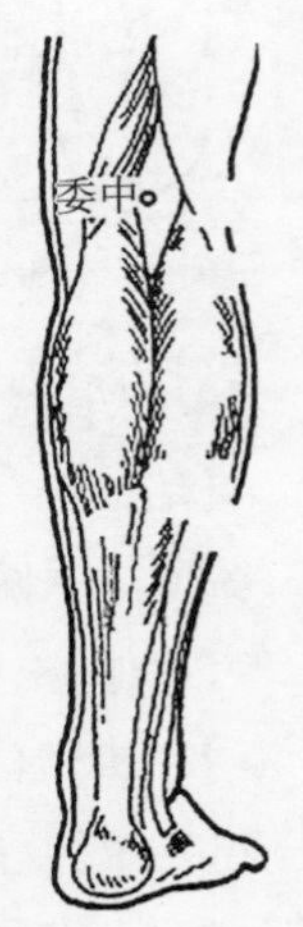

图 1－1－14　委中

和神经。

40. 涌泉(足少阴肾经井穴)

【定位】 在足底部，卷足时足前部凹陷处(图1－1－15)。

【操作】 直刺0.5～0.8寸。降邪宜用灸法或药物贴敷。

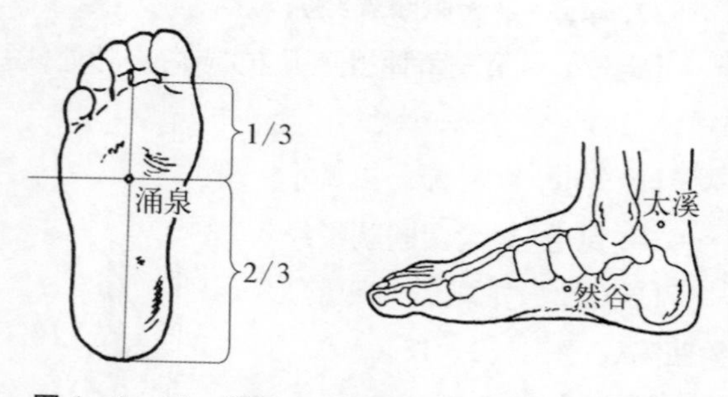

图1－1－15　涌泉　　图1－1－16　然谷、太溪

41. 然谷(足少阴肾经荥穴)

【定位】 内踝前下方，足内侧缘，足舟骨粗隆下缘凹陷中(图1－1－16)。

【操作】 直刺0.5～0.8寸。

42. 太溪(足少阴肾经输穴、原穴)

【定位】 内踝高点与跟腱后缘连线的中点凹陷处(图1－1－16)。

【操作】 直刺0.5～0.8寸。

43. 复溜(足少阴肾经经穴)

【定位】 小腿内侧,太溪穴上2寸,跟腱的前缘。

【操作】 直刺0.5～1寸。

44. 阴谷(足少阴肾经合穴)

【定位】 屈膝,腘窝内侧,半腱肌腱与半膜肌腱之间(图1-1-17)。

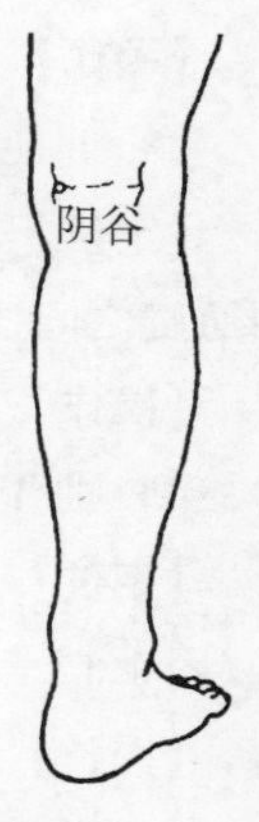

图1-1-17 阴谷

【操作】 直刺1～1.5寸。

45. 中冲(手厥阴心包经井穴)

【定位】 中指末端的中央(图1-1-18)。

【操作】 浅刺0.1寸;或点刺出血。为急救要穴之一。

46. 劳宫(手厥阴心包经荥穴)

【定位】 掌心横纹中,第2、3掌骨中间(图1-1-18)。

【操作】 直刺0.3～0.5寸。为急救要穴之一。

47. 大陵(手厥阴心包经输穴、原穴)

【定位】 腕横纹中央,掌长肌腱与桡侧腕屈肌腱之间(图1-1-18)。

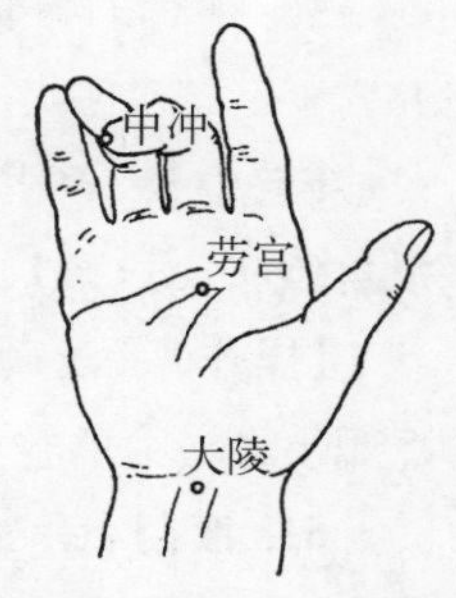

图1-1-18 中冲、劳宫、大陵

【操作】 直刺0.3～0.5寸。

48. 间使(手厥阴心包经经穴)

【定位】 腕横纹上3寸，掌长肌腱与桡侧腕屈肌腱之间(图1-1-19)。

【操作】 直刺0.5～1寸。

49. 曲泽(手厥阴心包经合穴)

【定位】 肘微屈，肘横纹中，肱二头肌腱尺侧缘(图1-1-19)。

【操作】 直刺1～1.5寸；或点刺出血。

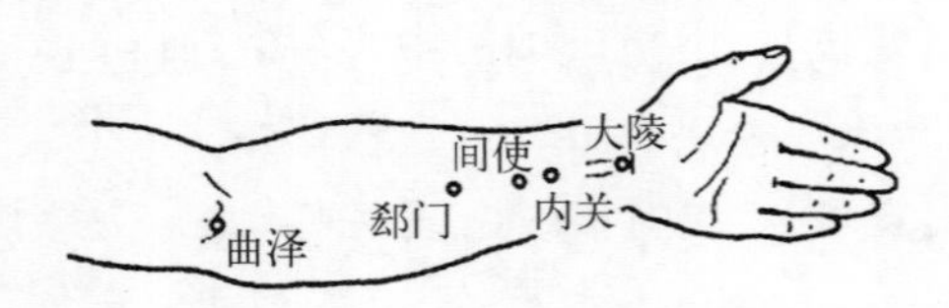

图1-1-19 间使、曲泽

50. 关冲(手少阳三焦经井穴)

【定位】 环指尺侧指甲根角旁0.1寸(图1-1-20)。

【操作】 浅刺0.1寸；或点刺出血。为急救要穴之一。

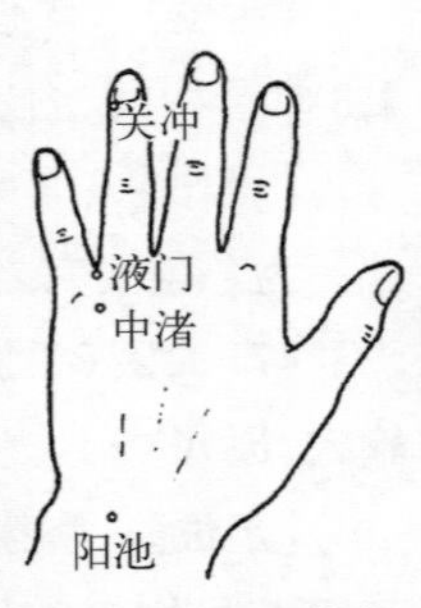

图1-1-20 关冲、液门、中渚、阳池

51. 液门(手少阳三焦经荥穴)

【定位】 第4、5掌指关节

之间的前缘凹陷中(图 1-1-20)。

【操作】　直刺 0.3～0.5 寸。

52. 中渚(手少阳三焦经输穴)

【定位】　手背,第 4、5 掌骨小头后缘之间凹陷中,液门穴后 1 寸(图 1-1-20)。

【操作】　直刺 0.3～0.5 寸。

53. 阳池(手少阳三焦经原穴)

【定位】　腕背横纹中,指总伸肌腱尺侧缘凹陷中(图 1-1-20)。

【操作】　直刺 0.3～0.5 寸。

54. 支沟(手少阳三焦经经穴)

【定位】　腕背横纹上 3 寸,尺骨与桡骨正中间(图 1-1-21)。

【操作】　直刺 0.5～1 寸。

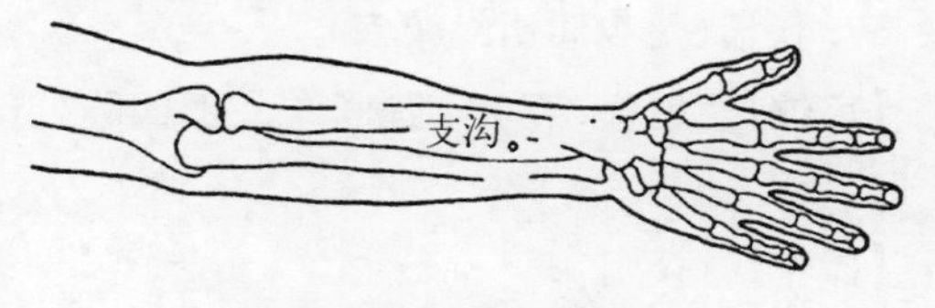

图 1-1-21　支沟

55. 天井(手少阳三焦经合穴)

【定位】　屈肘,尺骨鹰嘴后上方 1 寸凹陷中(图 1-1-22)。

【操作】　直刺 0.5～1 寸。

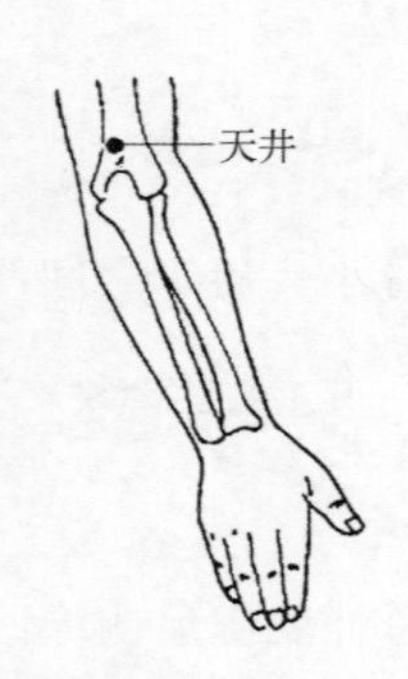

图 1－1－22　天井

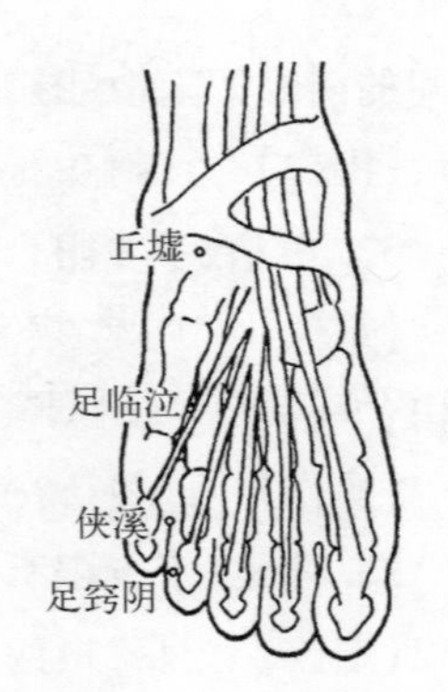

图 1－1－23　足窍阴、侠溪、足临泣、丘墟

56. 足窍阴(足少阳胆经井穴)

【定位】　第 4 趾外侧趾甲根角旁 0.1 寸(图 1－1－23)。

【操作】　浅刺 0.1 寸,或点刺出血。

57. 侠溪(足少阳胆经荥穴)

【定位】　足背,第 4、5 趾间纹头上凹陷处(图 1－1－23)。

【操作】　直刺 0.3～0.5 寸。

58. 足临泣(足少阳胆经输穴;八脉交会穴,通带脉)

【定位】　第 4、5 跖骨结合部的前方凹陷处,足小趾伸肌腱的外侧(图 1－1－23)。

【操作】　直刺 0.5～0.8 寸。

59. 丘墟(足少阳胆经原穴)

【定位】 外踝前下方，趾长伸肌腱的外侧凹陷中(图 1-1-23)。

【操作】 直刺 0.5～0.8 寸。

60. 阳辅(足少阳胆经经穴)

【定位】 外踝高点上 4 寸，腓骨前缘稍前处(图 1-1-24)。

【操作】 直刺 0.5～0.8 寸。

61. 阳陵泉(足少阳胆经合穴;胆之下合穴;八会穴之筋会)

【定位】 小腿外侧，腓骨小头前下方凹陷中(图 1-1-24)。

【操作】 直刺 1～1.5 寸。

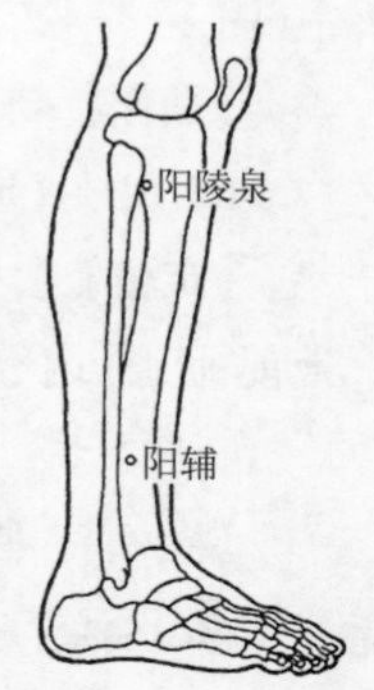

图 1-1-24
阳辅、阳陵泉

62. 大敦(足厥阴肝经井穴)

【定位】 足大趾外侧趾甲根角旁约 0.1 寸(图 1-1-25)。

【操作】 浅刺 0.1～0.2 寸，或点刺出血。

63. 行间(足厥阴肝经荥穴)

【定位】 足背，当第 1、2 趾间的趾蹼缘上方纹头处(图 1-1-25)。

【操作】 直刺 0.5～0.8 寸。

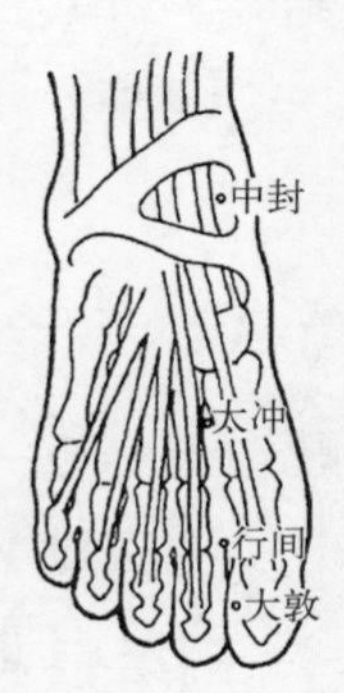

图 1-1-25
大敦、行间、太冲、中封

64. 太冲(足厥阴肝经输穴、原穴)

【定位】 足背,第1、2跖骨结合部之前凹陷中(图1-1-25)。

【操作】 直刺0.5~0.8寸。

65. 中封(足厥阴肝经经穴)

【定位】 内踝前1寸,胫骨前肌腱内缘凹陷中(图1-1-25)。

【操作】 直刺0.5~0.8寸。

66. 曲泉(足厥阴肝经合穴)

【定位】 屈膝,膝内侧横纹头上方,半腱肌、半膜肌止端前缘凹陷中(图1-1-26)。

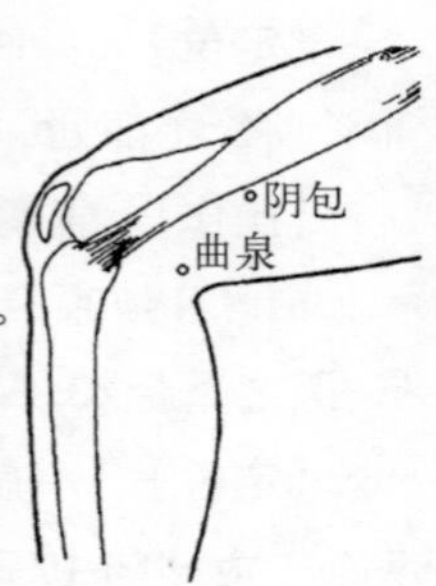

图1-1-26 曲泉

【操作】 直刺1~1.5寸。

二、背俞穴歌诀

大杼为一风门二,肺三厥阴四心五,

督六膈七八下无,九肝十胆脾胃俞。

十三三焦十四肾,十五椎下气海俞,

大肠关元十六七。骶后孔中小肠一,

膀胱中膂白环俞。

背俞穴指五脏六腑之气输注于背部的腧穴，又称为“俞穴”，除治疗相应脏腑病外，还可治疗与该脏腑有关的五官病、肢体病。背俞穴常和募穴配伍，为俞募配穴，用于治疗脏腑疾病。共计20个穴位。

1. 大杼(八会穴之骨会)

【定位】 第1胸椎棘突下，后正中线旁开1.5寸(图1-2-1)。

【操作】 斜刺0.5～0.8寸。本经背部诸穴，不宜深刺，以免伤及内部重要脏器。

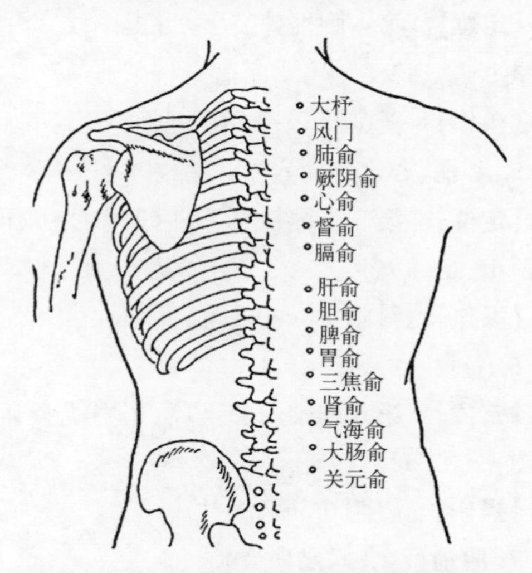

图1-2-1　大杼、风门、肺俞、厥阴俞、心俞、督俞、膈俞、肝俞、胆俞、脾俞、胃俞、三焦俞、肾俞、气海俞、大肠俞、关元俞

2. 风门

【定位】 第2胸椎棘突下,后正中线旁开1.5寸(图1-2-1)。

【操作】 斜刺0.5～0.8寸。

3. 肺俞(肺之背俞穴)

【定位】 第3胸椎棘突下,后正中线旁开1.5寸(图1-2-1)。

【操作】 斜刺0.5～0.8寸。

4. 厥阴俞(心包背俞穴)

【定位】 第4胸椎棘突下,后正中线旁开1.5寸(图1-2-1)。

【操作】 斜刺0.5～0.8寸。

5. 心俞(心之背俞穴)

【定位】 第5胸椎棘突下,后正中线旁开1.5寸(图1-2-1)。

【操作】 斜刺0.5～0.8寸。

6. 督俞

【定位】 第6胸椎棘突下,后正中线旁开1.5寸(图1-2-1)。

【操作】 斜刺0.5～0.8寸。

7. 膈俞(八会穴之血会)

【定位】 第7胸椎棘突下,后正中线旁开1.5寸(图1-2-1)。

【操作】　斜刺 0.5～0.8 寸。

8. 肝俞(肝之背俞穴)

【定位】　第 9 胸椎棘突下，后正中线旁开 1.5 寸(图 1-2-1)。

【操作】　斜刺 0.5～0.8 寸。

9. 胆俞(胆之背俞穴)

【定位】　第 10 胸椎棘突下，后正中线旁开1.5 寸(图 1-2-1)。

【操作】　斜刺 0.5～0.8 寸。

10. 脾俞(脾之背俞穴)

【定位】　第 11 胸椎棘突下，后正中线旁开1.5 寸(图 1-2-1)。

【操作】　斜刺 0.5～0.8 寸。

11. 胃俞(胃之背俞穴)

【定位】　第 12 胸椎棘突下，后正中线旁开1.5 寸(图 1-2-1)。

【操作】　斜刺 0.5～0.8 寸。

12. 三焦俞(三焦背俞穴)

【定位】　第 1 腰椎棘突下，后正中线旁开 1.5 寸(图 1-2-1)。

【操作】　直刺 0.5～1 寸。

13. 肾俞(肾之背俞穴)

【定位】　第 2 腰椎棘突下，后正中线旁开 1.5 寸(图 1-2-1)。

【操作】 直刺0.5～1寸。

14. 气海俞

【定位】 第3腰椎棘突下，后正中线旁开1.5寸(图1-2-1)。

【操作】 直刺0.5～1寸。

15. 大肠俞(大肠背俞穴)

【定位】 第4腰椎棘突下，后正中线旁开1.5寸(图1-2-1)。

【操作】 直刺0.8～1.2寸。

16. 关元俞

【定位】 第5腰椎棘突下，后正中线旁开1.5寸(图1-2-1)。

【操作】 直刺0.8～1.2寸。

17. 小肠俞(小肠背俞穴)

【定位】 第1骶椎棘突下，后正中线旁开1.5寸，约平第1骶后孔(图1-2-2)。

【操作】 直刺或斜刺0.8～1寸。

18. 膀胱俞(膀胱背俞穴)

【定位】 第2骶

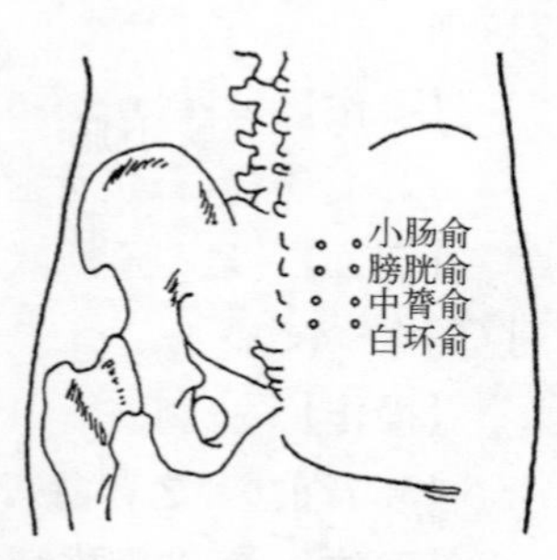

图1-2-2 小肠俞、膀胱俞、中膂俞、白环俞

椎棘突下，后正中线旁开 1.5 寸，约平第 2 骶后孔（图 1-2-2）。

【操作】 直刺或斜刺 0.8～1.2 寸。

19. 中膂俞

【定位】 第 3 骶椎棘突下，后正中线旁开 1.5 寸，约平第 3 骶后孔（图 1-2-2）。

【操作】 直刺 1～1.5 寸。

20. 白环俞

【定位】 第 4 骶椎棘突下，后正中线旁开 1.5 寸，约平第 4 骶后孔（图 1-2-2）。

【操作】 直刺 1～1.5 寸。

三、募穴歌诀

肺中府大肠天枢，胃中脘脾章门出。

心募巨阙小肠关，膀胱中极肾京门。

心包膻中焦石门，胆日月肝期门寻。

募穴指脏腑之气汇聚于胸腹部的腧穴，又称“腹募穴”。募穴基本分布在相应的脏腑体表之上，能够反映脏腑功能变化，与五脏六腑有着密切的关系，临床上常与背俞穴配合使用，为俞募配穴。共计 12 个穴位。

1. 中府(肺之募穴,属肺经)

【定位】 在胸外上方,前正中线旁开6寸,平第1肋间隙处(图1-3-1)。

【操作】 向外斜刺或平刺0.5～0.8寸,不可向内深刺,以免伤及肺脏、引起气胸。

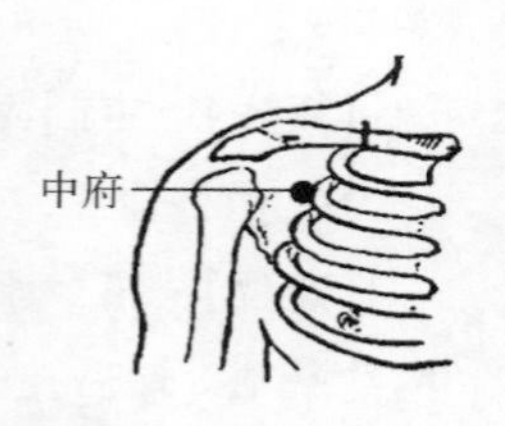

图1-3-1　中府

2. 天枢(大肠募穴,属胃经)

【定位】 平脐,前正中线旁开2寸(图1-3-2)。

【操作】 直刺1～1.5寸。《千金》:孕妇不可灸。

3. 中脘(胃之募穴;八会穴之腑会,属任脉)

【定位】 前正中线上,脐上4寸;或脐与胸剑联合连线的中点处(图1-3-2)。

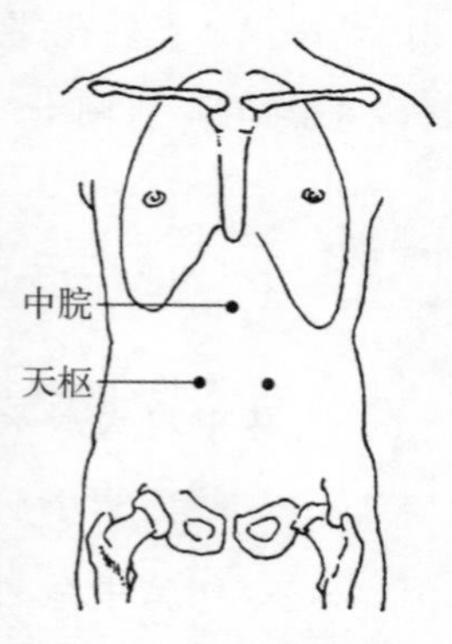

图1-3-2　天枢、中脘

【操作】 直刺1～1.5寸。

4. 章门(脾之募穴;八会穴之脏会,属肝经)

【定位】 第11肋游离端下际(图1-3-3)。

【简易取穴】 垂肩屈肘,以肘尖贴于胁部,肘尖所指的胁部是穴。

【操作】　直刺 0.8～1 寸。

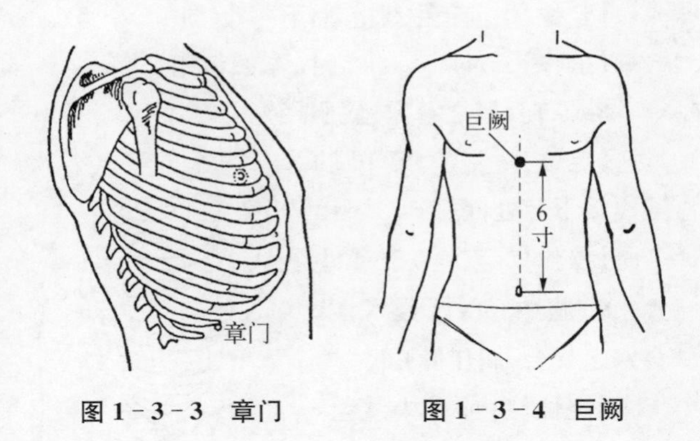

图 1-3-3　章门　　　　图 1-3-4　巨阙

5. 巨阙(心之募穴,属任脉)

【定位】　前正中线上,脐上 6 寸;或胸剑联合下 2 寸(图 1-3-4)。

【操作】　向下斜刺 0.5～1 寸;不可深刺,以免伤及肝脏。

6. 关元(小肠募穴,属任脉)

【定位】　前正中线上,脐下 3 寸(图 1-3-5)。

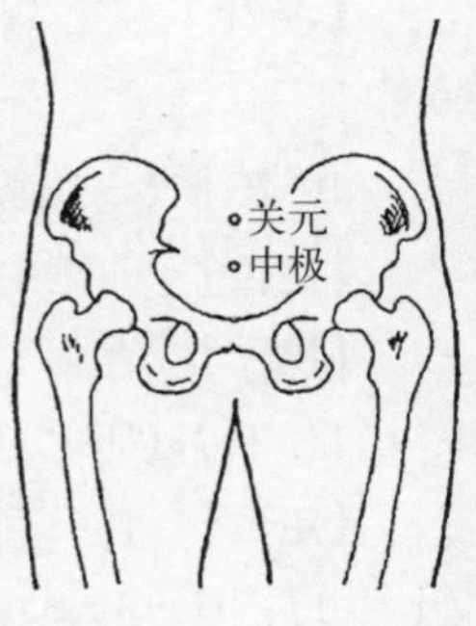

图 1-3-5　关元、中极

【操作】　直刺 1～1.5

寸;多用灸法。孕妇慎用。

7. 中极(膀胱募穴,属任脉)

【定位】 前正中线上,脐下 4 寸(图 1-3-5)。

【操作】 直刺 1～1.5 寸;孕妇慎用。

8. 京门(肾之募穴,属胆经)

【定位】 侧卧,第 12 肋游离端下际处(图1-3-6)。

【操作】 直刺 0.5～1 寸。

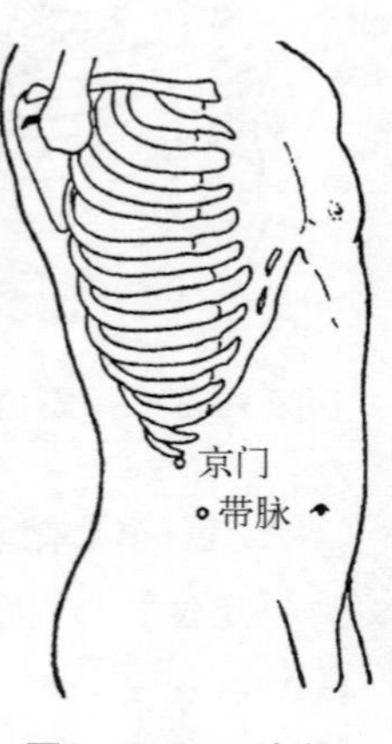

图 1-3-6 京门

9. 膻中(心包募穴;八会穴之气会,属任脉)

【定位】 前正中线上,平第四肋间隙;或两乳头连线与前正中线的交点处(图1-3-7)。

【操作】 平刺 0.3～0.5 寸。

10. 石门(三焦募穴,属任脉)

【定位】 前正中线上,脐下 2 寸。

【操作】 直刺 1～1.5 寸;孕妇慎用。

11. 日月(胆之募穴,属胆经)

【定位】 乳头直下,第 7 肋间隙,前正中线旁开 4 寸(图 1-3-8)。

【操作】 斜刺或平刺 0.5～0.8 寸,不可深刺,

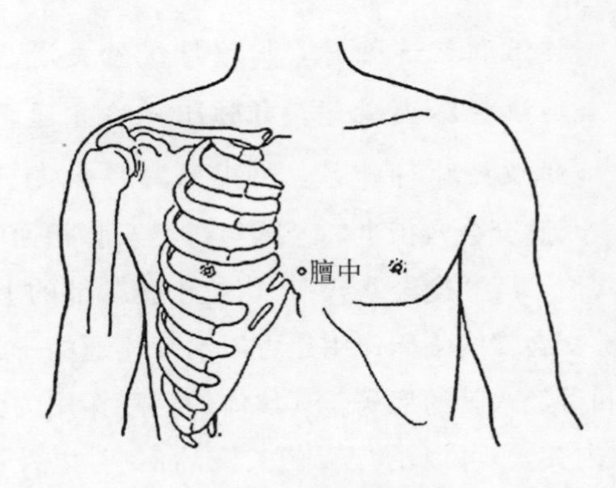

图 1-3-7　膻中

以免伤及脏器。

12. 期门(肝之募穴，属肝经)

【定位】　乳头直下，第 6 肋间隙，前正中线旁开 4 寸(图 1-3-8)。

【操作】　斜刺或平刺 0.5～0.8 寸，不可深刺，以免伤及内脏。

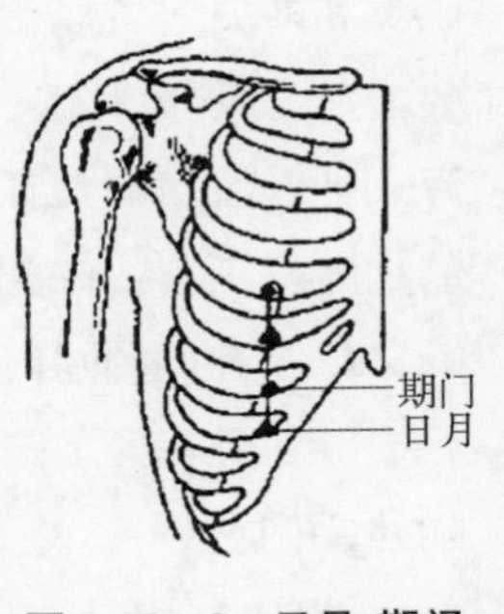

图 1-3-8　日月、期门

四、八脉交会穴歌诀

公孙冲脉胃心胸，内关阴维下总同。

临泣胆经连带脉，阳维目锐外关逢。

后溪督脉内眦颈，申脉阳跷络亦通。

列缺任脉行肺系，阴跷照海膈喉咙。

八脉交会穴指十二经脉与奇经八脉相通的八个穴位，又称“交经八穴”。均位于腕踝部的上下。八脉交会穴的临床作用是可以治疗相通的十二正经和奇经八脉的疾病。其具体的治疗作用为公孙穴、内关穴，可以治疗胃、心、胸的疾病，以及冲脉和阴维脉的疾病。后溪和申脉可以治疗督脉和阳跷脉的病症，主要为眼睛、颈部、耳尖的疾病。足临泣和外关穴可以治疗带脉和阳维脉的疾病，主要治疗为眼部、耳部、面颊部的疾病。列缺穴和照海穴可以治疗的是任脉和阴跷脉的疾病，主要指的是肺系、咽喉、胸膈的疾病。共计8个穴位。

1. 公孙(通冲脉，属脾经)

【定位】 第1跖骨基底部的前下方，赤白肉际处(图1-4-1)。

【操作】 直刺0.6～1.2寸。

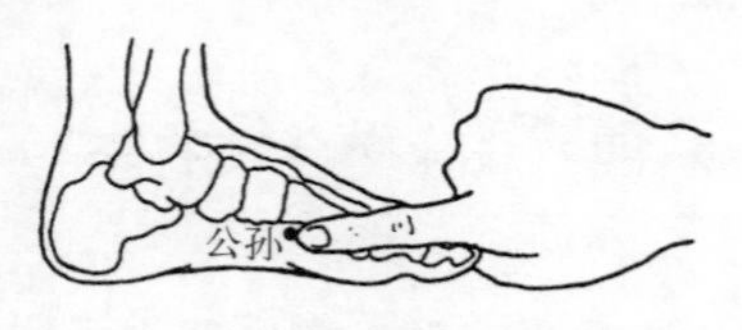

图1-4-1 公孙

2. 内关（通阴维脉，属心包经）

【定位】　腕横纹上2寸，掌长肌腱与桡侧腕屈肌腱之间（图1－4－2）。

【操作】　直刺0.5～1寸。

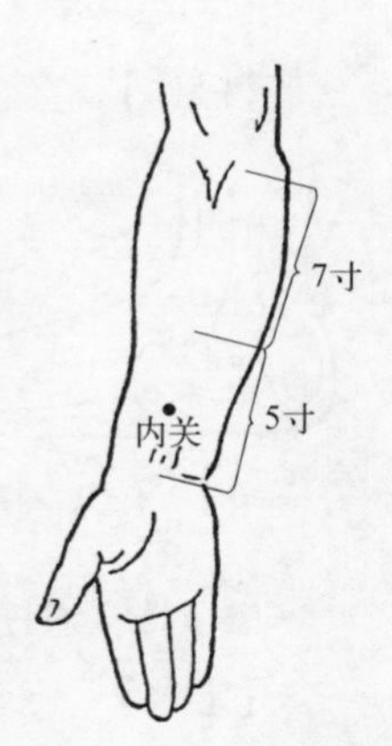

图1－4－2　内关

3. 足临泣（通带脉）

见16页五输穴之胆经输穴。

4. 外关（通阳维脉，属三焦经）

【定位】　腕背横纹上2寸，尺骨与桡骨正中间（图1－4－3）。

【操作】　直刺0.5～1寸。

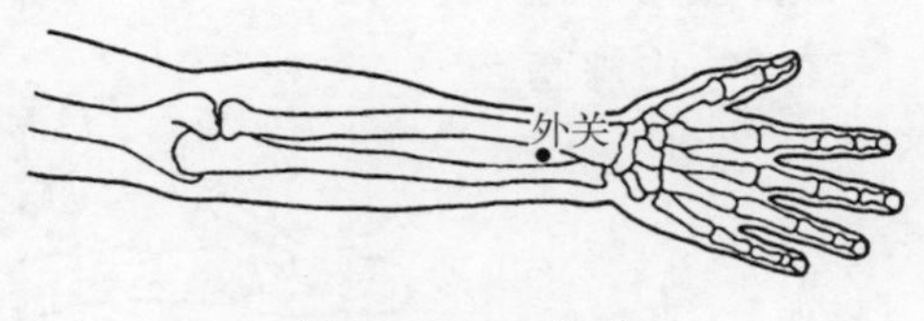

图1－4－3　外关

5. 后溪（通督脉）

见09页五输穴小肠经输穴。

6. 申脉（通阳跷脉，属膀胱经）

【定位】　外踝直下方凹陷中（图1－4－4）。

【操作】 直刺 0.3～0.5 寸。

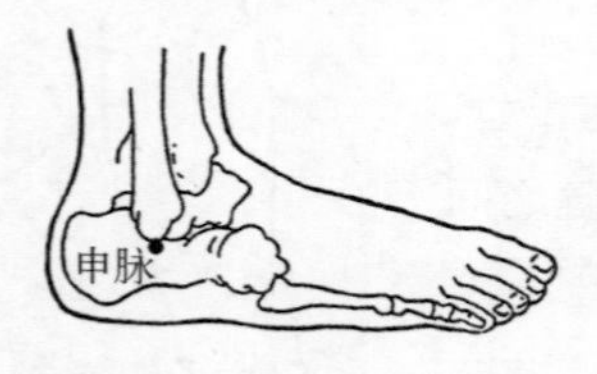

图 1-4-4 申脉

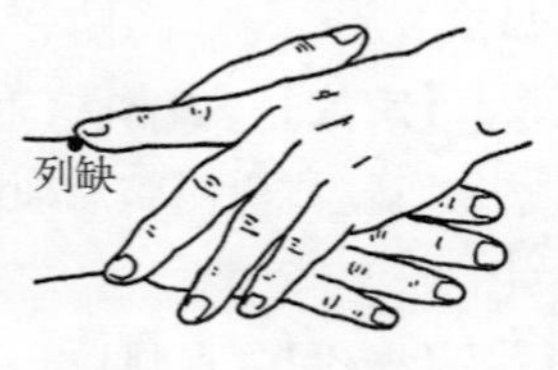

图 1-4-5 列缺

7. 列缺(通任脉,属肺经)

【定位】 桡骨茎突上方,腕掌侧远端横纹上 1.5 寸,肱桡肌与拇长展肌腱之间(图 1-4-5)。

【简便取穴】 两手虎口自然平直交叉,一手示指按在另一手桡骨茎突上,指尖下凹陷中是穴。

【操作】 向上斜刺 0.5～0.8 寸。

8. 照海(通阴跷脉,属肾经)

【定位】 内踝高点正下缘凹陷处(图 1-4-6)。

【操作】 直刺 0.5～0.8 寸。

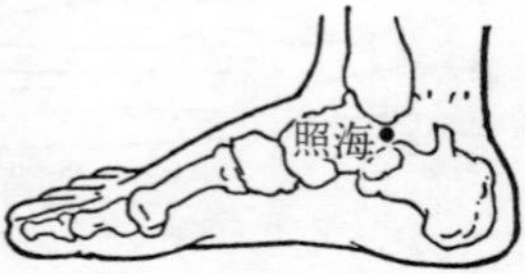

图 1-4-6 照海

五、八会穴歌诀

脏会章门腑中脘,气会膻中血膈俞,

筋会阳陵脉太渊，骨会大杼髓绝骨。

八会穴指脏、腑、气、血、筋、脉、骨、髓等精气聚会的八个腧穴。《难经》云：“热病在内者，取其会之气穴也。”虽然八会穴以治热证为主，但在临床上，凡属脏、腑、气、血、筋、脉、骨、髓的病症，均可取其经气聚会的会穴。共计 8 个穴位。

1. 章门

见 24 页脾之募穴，八会穴之脏会，属肝经。

2. 中脘

见 24 页胃之募穴，八会穴之腑会，属任脉。

3. 膻中

见 26 页心包募穴，八会穴之气会，属任脉。

4. 膈俞

见 20 页膀胱经背俞穴，八会穴之血会，属膀胱经。

5. 阳陵泉

见 17 页五输穴胆经合穴，八会穴之筋会，属胆经。

6. 太渊

见 02 页五输穴肺经输穴，八会穴之脉会，属肺经。

7. 大杼

见19页膀胱经背俞穴，八会穴之骨会，属膀胱经。

8. 悬钟（绝骨，八会穴之髓会，属胆经）

【定位】 外踝高点上3寸，腓骨后缘（图1-5-1）。

【操作】 直刺0.5～0.8寸。

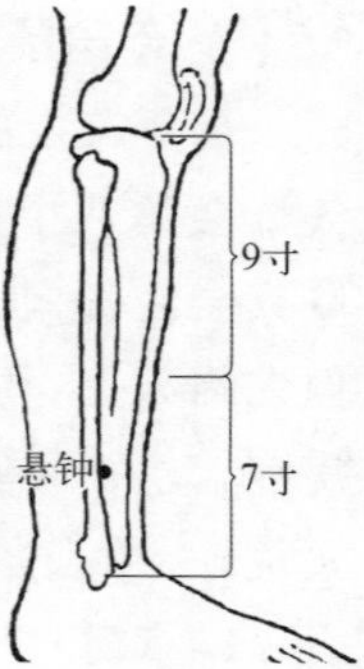

9寸
7寸
悬钟

图1-5-1 悬钟

六、十五络脉歌诀

络脉一十五，我今从头数。

肺络为列缺，大肠络偏历，

胃经络丰隆，脾经公孙记，

心经络通里，小肠支正是，

膀胱号飞扬，肾经大钟是，

心包络内关，三焦外关位，

胆经络光明，肝经蠡沟配。

督脉络长强，任脉鸠尾随。

脾之大络是大包，十五络穴须记牢。

络穴指络脉在本经别出部位的腧穴。

“络”有联络、散布之意。十二经脉的络穴，有沟通表里经脉和治疗表病及里、里病及表，或表里两经同病见证的作用；任脉督脉及脾之大络有通调躯干前、后、侧部营卫气血和治疗胸腹、背腰及胁肋部病症的作用。共计15个穴位。

1. 列缺(手太阴肺经络穴)

见30页八脉交会穴任脉。

2. 偏历(手阳明大肠经络穴)

【定位】 前臂，腕背侧远端横纹上3寸，阳溪与曲池连线上。在桡骨远端，桡侧腕短伸肌腱与拇长展肌腱之间。

【操作】 直刺或斜刺0.5～0.8寸。

3. 丰隆(足阳明胃经络穴)

【定位】 小腿前外侧，外踝尖上8寸，条口穴外1寸，距胫骨前缘二横指(图1-6-1)。

【操作】 直刺1～1.5寸。

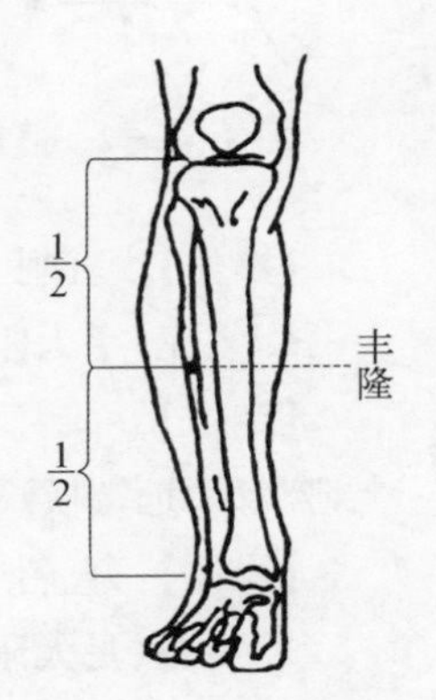

图1-6-1　丰隆

4. 公孙(足太阴脾经络穴)

见28页八脉交会穴冲脉。

5. 通里(手少阴心经络穴)

【定位】 仰掌,在尺侧腕屈肌腱桡侧缘,神门与少海连线上,腕掌侧远端横纹上 1 寸(图 1-6-2)。

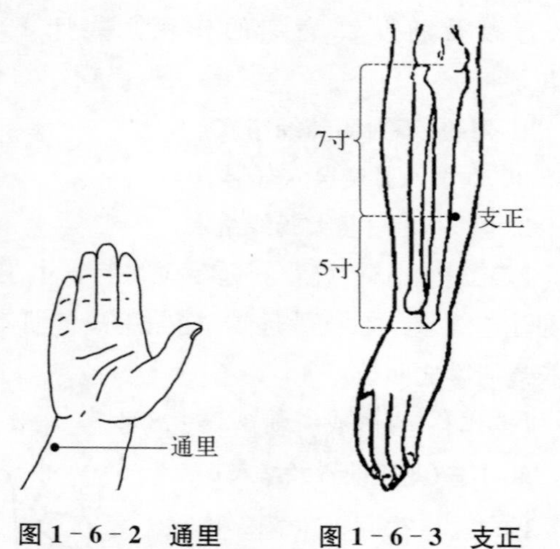

图 1-6-2 通里　　图 1-6-3 支正

【操作】 直刺 0.3～0.5 寸。

6. 支正(手太阳小肠经络穴)

【定位】 前臂背面尺侧,阳谷与小海的连线上,腕背侧远端横纹上 5 寸(图 1-6-3)。

【操作】 直刺或斜刺 0.5～0.8 寸。

7. 飞扬(足太阳膀胱经络穴)

【定位】 小腿后外侧,外踝尖与跟腱水平连线之中点直上 7 寸，腓骨后缘处；或于承山穴下方约 1 寸处取穴（图 1－6－4）。

【操作】 直刺 1～1.5 寸。

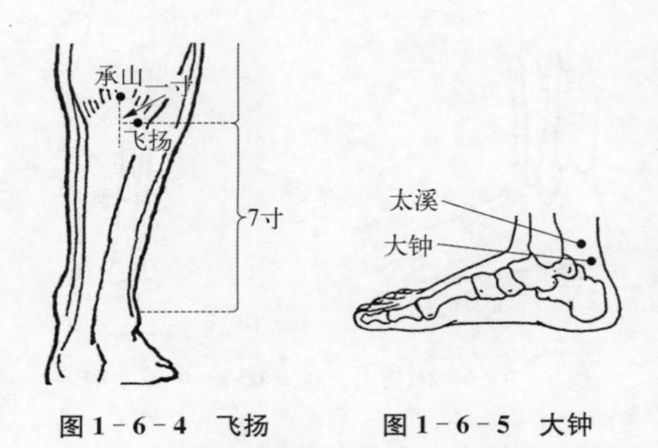

图 1－6－4 飞扬　　图 1－6－5 大钟

8. 大钟（足少阴肾经络穴）

【定位】 太溪穴下 0.5 寸，跟腱附着部内侧凹陷处（图 1－6－5）。

【操作】 直刺 0.5～0.8 寸。

9. 内关（手厥阴心包经络穴）

见 29 页八脉交会穴阴维脉。

10. 外关（手少阳三焦经络穴）

见 29 页八脉交会穴阳维脉。

11. 光明（足少阳胆经络穴）

【定位】 小腿外侧，外踝尖上 5 寸，腓骨前缘

(图 1－6－6)。

【操作】 直刺 1～1.5 寸。

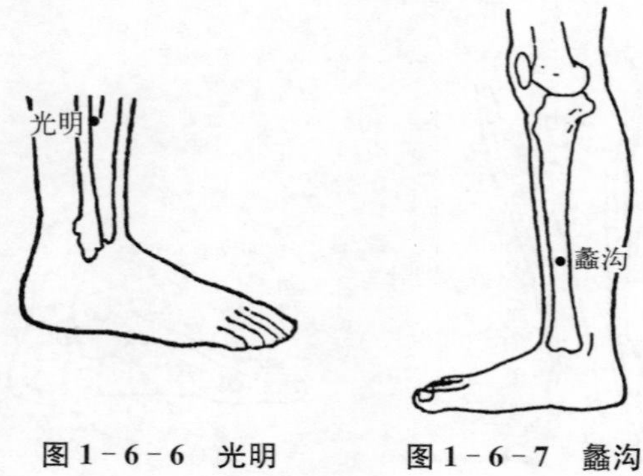

图 1－6－6 光明　　图 1－6－7 蠡沟

12. 蠡沟(足厥阴肝经络穴)

【定位】 小腿内侧，当足内踝尖上 5 寸，胫骨内侧面的中央(图 1－6－7)。

【操作】 沿皮平刺 0.3～0.5 寸。

13. 长强(督脉络穴)

【定位】 尾骨尖端下，尾骨尖端与肛门连线的中点处(图1－6－8)。

【操作】 直刺 0.5～1 寸。可灸。

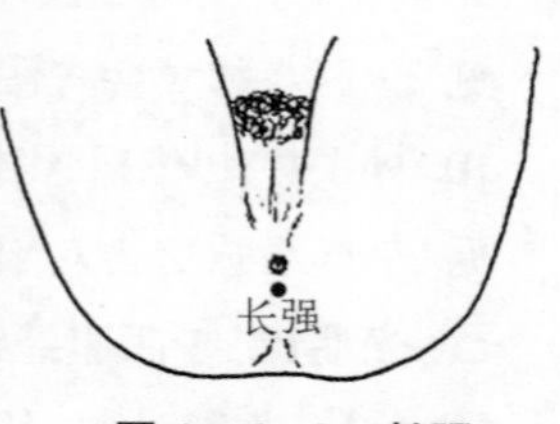

图 1－6－8 长强

14. 鸠尾(任脉络穴)

【定位】 脐上7寸,剑突下0.5寸(图1-6-9)。

【操作】 斜向下刺0.5～1寸;可灸。

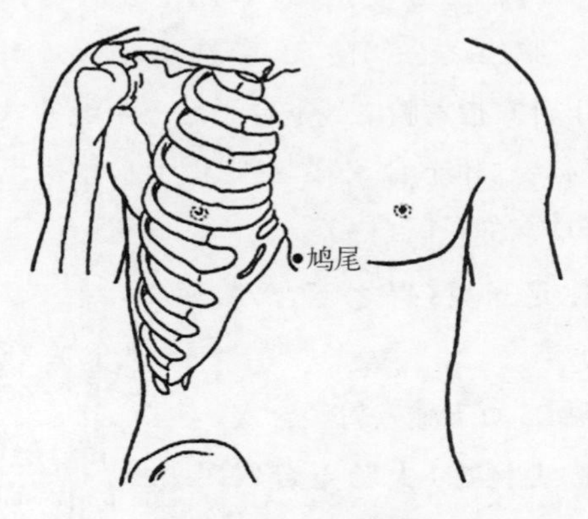

图1-6-9　鸠尾

15. 大包(脾之大络,属脾经)

【定位】 侧胸部,腋中线上,第6肋间隙处(图1-6-10)。

【操作】 斜刺或向后平刺0.3～0.5寸。

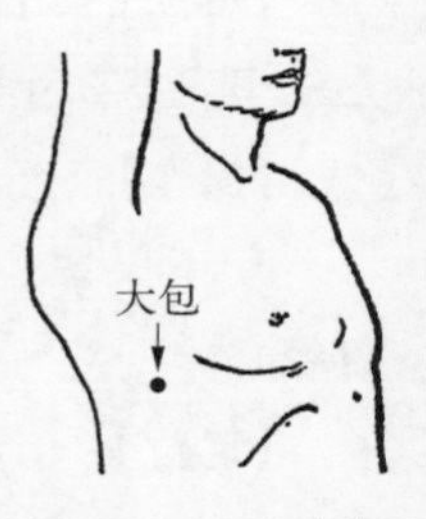

图1-6-10　大包

七、下合穴歌诀

胃经下合三里乡，上下巨虚大小肠；

膀胱当合委中穴，三焦下合属委阳；

胆经之合阳陵泉，腑病用之效必彰。

下合穴指六腑之气下合于足三阳经的六个腧穴，又称“六腑下合穴”。主要用于六腑疾患的治疗，共计6个穴位。

1. 足三里（胃之下合穴，属胃经）

见05页五输穴胃经合穴。

2. 上巨虚（大肠下合穴，属胃经）

【定位】 在犊鼻穴下6寸，足三里穴下3寸（图1-7-1）。

【操作】 直刺1～2寸。

3. 下巨虚（小肠下合穴，属胃经）

【定位】 上巨虚穴下3寸（图1-7-1）。

【操作】 直刺1～1.5寸。

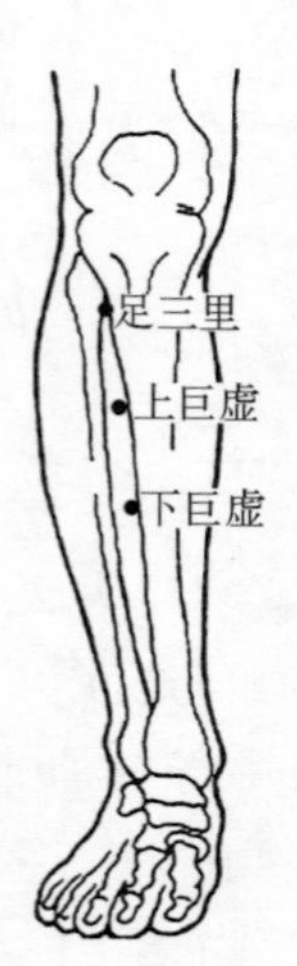

图1-7-1 足三里、上巨虚、下巨虚

4. 委中（膀胱下合穴，属膀胱经）

见11页膀胱经合穴。

5. 委阳（三焦下合穴，属膀胱经）

【定位】 腘横纹外侧端，股二头肌腱的内侧（图1-7-2）。

【操作】 直刺1～1.5寸。

6. 阳陵泉（胆之下合穴；八会穴之筋会，属胆经）

见17页五输穴胆经合穴。

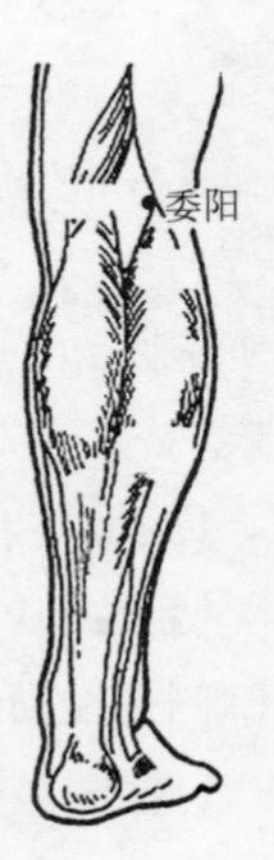

图1-7-2　委阳

八、郄穴歌诀

郄义即孔隙，本属气血集。
肺向孔最取，大肠温溜别；
胃经是梁丘，脾属地机穴；
心则取阴郄，小肠养老列；
膀胱金门守，肾向水泉施；
心包郄门刺，三焦会宗持；
胆郄在外丘，肝经中都是；
阳跷跗阳走，阴跷交信期；

阳维阳交穴，阴维筑宾知。

郄穴指经脉气血汇聚的孔隙。大多分布在四肢肘、膝关节以下。郄穴能治疗本经循行所过部位及其所属脏腑的急、重病痛，还有顽固性疾病和出血性疾病，共计 16 个穴位。

1. 孔最(手太阴肺经郄穴)

【定位】 前臂掌面桡侧，尺泽与太渊连线上，腕掌侧远端横纹上 7 寸(图 1－8－1)。

【操作】 针刺：直刺 0.5～0.8 寸，可灸。

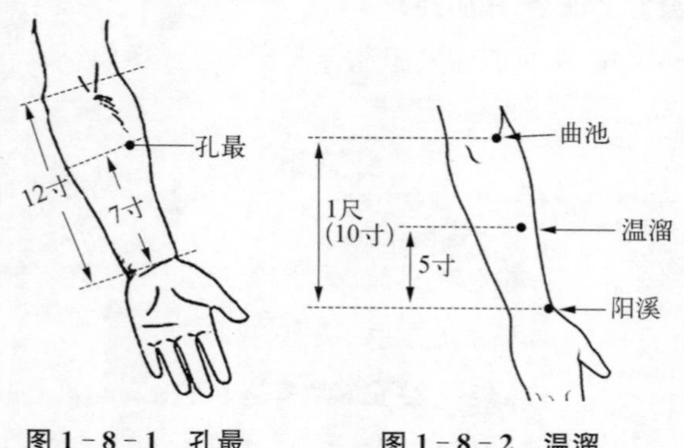

图 1－8－1 孔最　　图 1－8－2 温溜

2. 温溜（手阳明大肠经郄穴）

【定位】 屈肘，在前臂背面桡侧，阳溪与曲池的连线上，腕背侧远端横纹上 5 寸(图 1－8－2)。

【操作】 刺法：直刺 0.5～0.8 寸，可灸。

3. 梁丘（足阳明胃经郄穴）

【定位】　屈膝，在髂前上棘与髌骨外上缘连线上，髌骨外上缘上3寸(图1-8-3)。

【操作】　直刺1～1.2寸。

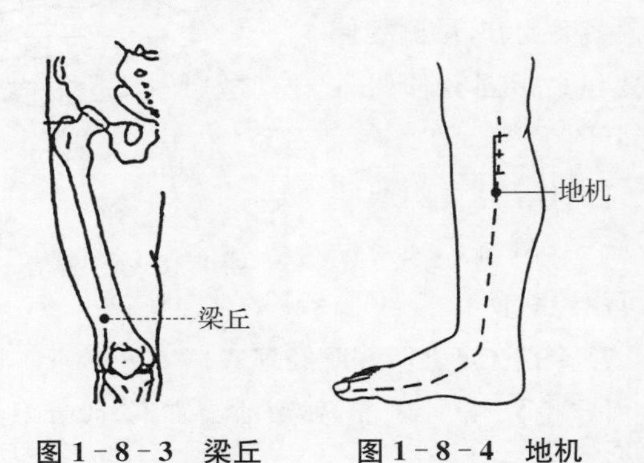

图1-8-3　梁丘　　图1-8-4　地机

4. 地机（足太阴脾经郄穴）

【定位】　小腿内侧，阴陵泉穴下3寸，胫骨内侧缘后际(图1-8-4)。

【操作】　直刺1～2寸，可灸。

5. 阴郄（手少阴心经郄穴）

【定位】　在前臂掌侧，腕掌侧腕横纹上0.5寸，尺侧腕屈肌腱的桡侧缘(图1-8-5)。

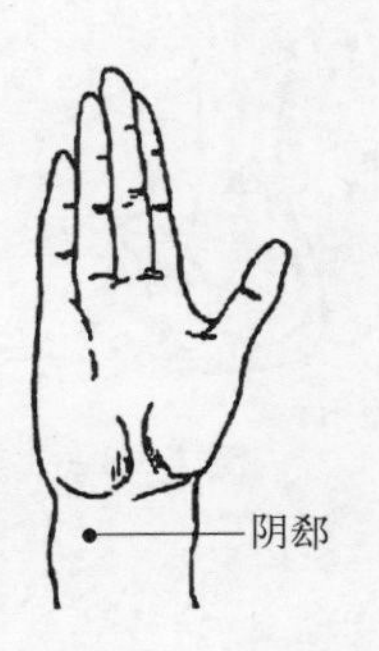

图1-8-5　阴郄

【操作】 直刺0.3～0.5寸，不宜深刺，以免伤及血管和神经。留针时，不可做屈腕动作。

6. 养老（手太阳小肠经郄穴）

【定位】 尺骨背面，尺骨茎突上方，尺侧腕伸肌腱和小指固有伸肌腱之间(图1-8-6)。

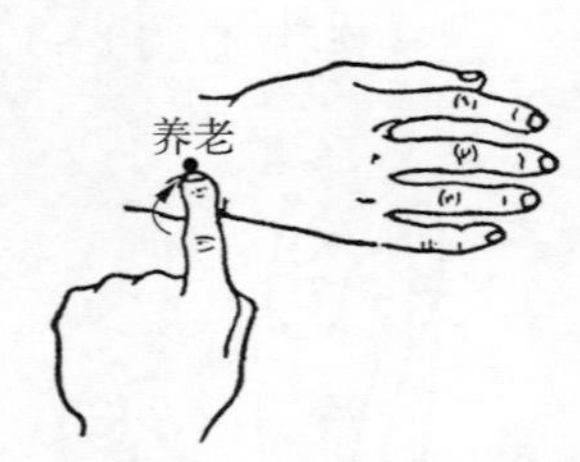

图1-8-6 养老

【操作】 直刺或斜刺0.5～0.8寸。强身保健可用温和灸。

7. 金门（足太阳膀胱经郄穴）

【定位】 足外侧部，外踝前缘直下，骰骨下缘凹陷处(图1-8-7)。

【操作】 直刺0.3～0.5寸。

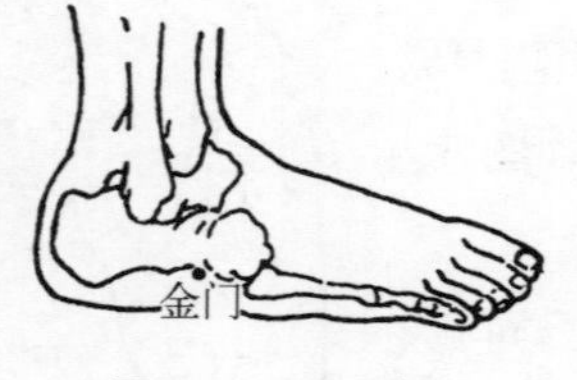

图1-8-7 金门

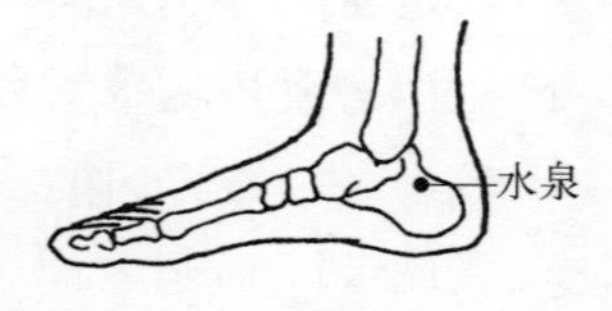

图1-8-8 水泉

8. 水泉（足少阴肾经郄穴）

【定位】 在足内侧，内踝后下方，当太溪直下1寸，跟骨结节的内侧凹陷处(图1-8-8)。

【操作】　直刺 0.3～0.5 寸；可灸。

9. 郄门（手厥阴心包经郄穴）

【定位】　前臂掌侧，曲泽穴与大陵穴的连线上，腕侧远端横纹上 5 寸（图 1-8-9）。

【操作】　直刺 0.5～1 寸。

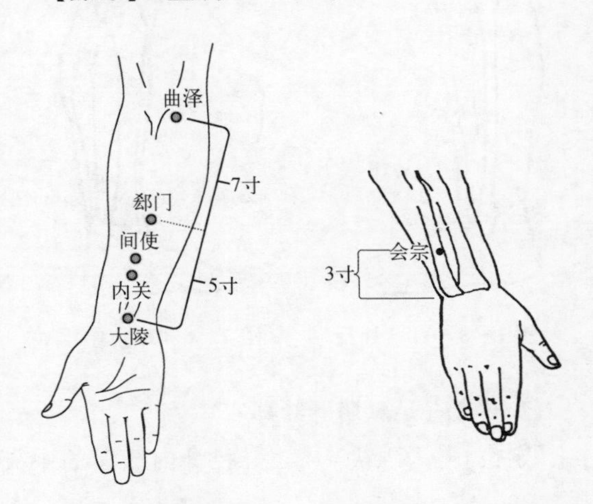

图 1-8-9　郄门　　　**图 1-8-10　会宗**

10. 会宗（手少阳三焦经郄穴）

【定位】　前臂背侧，腕背侧远端横纹上 3 寸，支沟尺侧，尺骨桡侧缘（图 1-8-10）。

【操作】　直刺 0.5～1 寸；可灸。

11. 外丘（足少阳胆经郄穴）

【定位】　小腿外侧，外踝尖上 7 寸，腓骨前缘

（图 1－8－11）。

【操作】 直刺 0.5～0.8 寸；可灸。

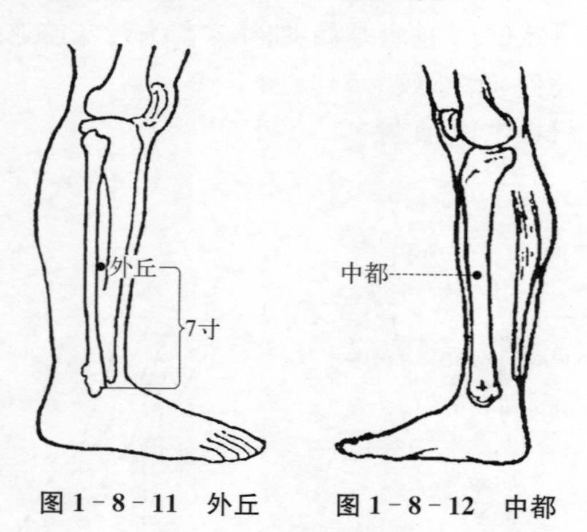

图 1－8－11 外丘　　图 1－8－12 中都

12. 中都（足厥阴肝经郄穴）

【定位】 内踝尖上 7 寸，胫骨内侧面的中央（图1－8－12）。

【操作】 平刺 0.5～0.8 寸。

13. 跗阳（阳跷脉郄穴，属足太阳膀胱经）

【定位】 小腿后外侧，昆仑穴直上 3 寸，腓骨与跟腱之间（图 1－8－13）。

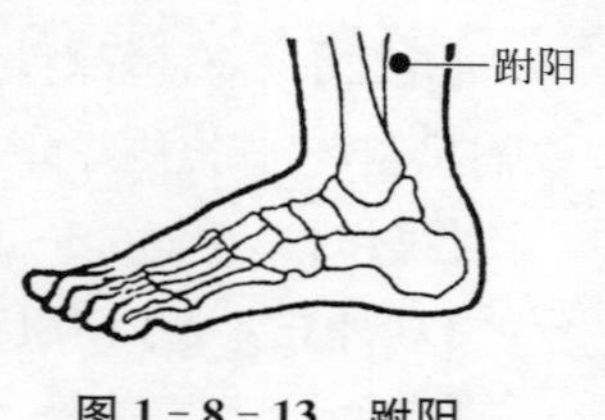

图 1－8－13 跗阳

【操作】　直刺 0.8～1.2 寸。

14. 交信（阴跷脉郄穴，属足少阴肾经）

【定位】　小腿内侧，内踝尖上 2 寸，胫骨内侧缘后际凹陷中（图 1-8-14）。

【操作】　直刺 0.5～1 寸；可灸。

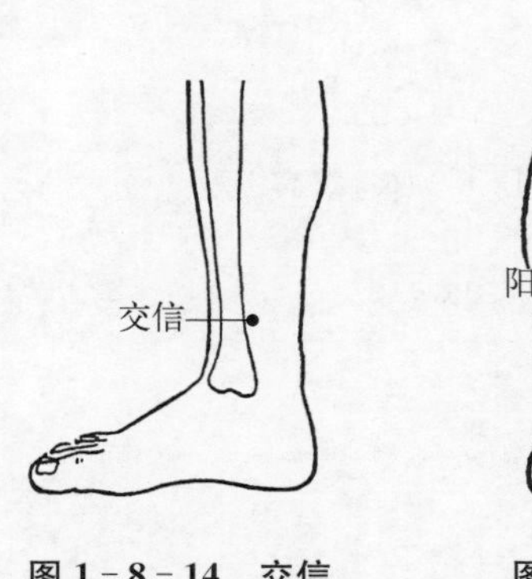

图 1-8-14　交信

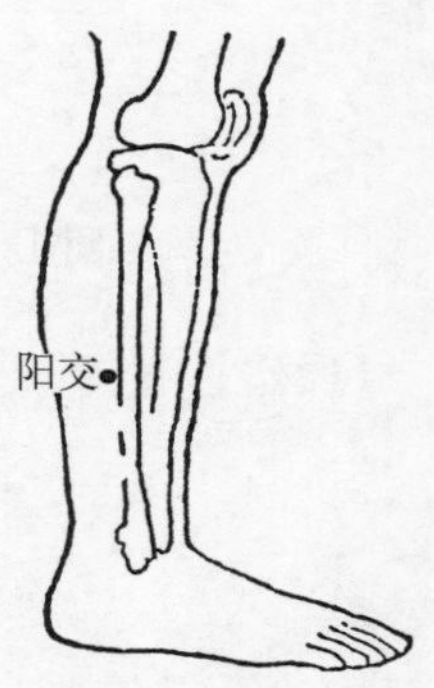

图 1-8-15　阳交

15. 阳交（阳维脉郄穴，属足少阳胆经）

【定位】　小腿外侧，外踝尖上 7 寸，腓骨后缘（图 1-8-15）。

【操作】　直刺 0.5～0.8 寸；可灸。

16. 筑宾（阴维脉郄穴，属足少阴肾经）

【定位】　小腿内侧，太溪穴直上 5 寸，比目鱼肌与跟腱之间（图 1-8-16）。

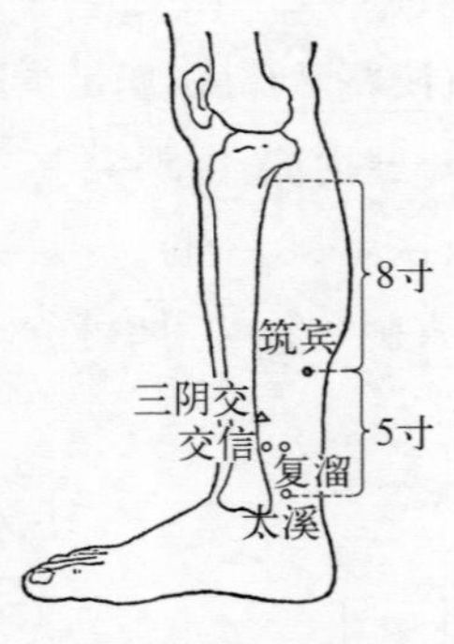

图 1-8-16 筑宾

【操作】 直刺 1～1.5 寸。

第二章

特定穴的临床应用

一、少商穴临床应用

1. 喉痹

段礼宁[1]在针刺治疗基础上采用三棱针点刺少商，深度 3～5 mm，使出血 3～5 滴，约 0.2 mL，每周 2 次，治疗喉痹。临床上治疗肺系急性、热性疾患，配合少商穴点刺出血，可获较好临床疗效。并在退热时间、口服退热药物次数、咽痛缓解时间、脓性分泌物减少时间等方面，均有明显优势。

2. 支气管哮喘

陈必通[2]用艾炷灸双侧少商穴 3～5 壮，每日 1 次，治疗支气管哮喘。灸少商穴能快速调节

[1] 段礼宁，苏诗雨，许益锋．针刺配合少商刺血治疗痰凝血瘀型喉痹 30 例[J]．中国针灸，2020，40(9)：968，1002．

[2] 陈必通，张文华，杜云翔．艾炷灸少商穴治疗支气管哮喘 37 例临床观察[J]．中国针灸，1995，15(5)：3－4．

支气管哮喘患者肺之气机，缓解气道平滑肌痉挛，改善肺功能，有一定的平喘作用。

二、鱼际穴临床应用

1. 支气管哮喘

患者在吸氧、阿奇霉素抗感染治疗基础上，当哮喘急性发作时，韩健[1]取鱼际，针尖向掌心方向斜刺 0.6～1 寸，得气后留针 60 分钟，每 5 分钟捻转 1 次，治疗后患者肺功能指标、中医症状评分均较治疗前明显改善。针刺鱼际对支气管哮喘急性发作具有平喘功效，即刻起效快，留针 30 分钟达最佳疗效，与沙丁胺醇喷吸疗效相当。

2. 咳嗽

邵霞萍[2]对咳嗽患者针刺鱼际，留针 30 分钟，每 15 分钟行提插捻转手法 1 次，待产生较强的针感后停止，行手法时嘱患者深吸气。每日治疗 1 次，5 次为 1 个疗程，总有效率为 100%。鱼际穴清肃肺气使肺气得宣，咳嗽得愈。

---

[1] 韩健. 针刺鱼际穴对支气管哮喘患者肺功能的影响及即刻平喘效应观察[J]. 中国针灸，2012，32(10)：891 - 894.

[2] 邵霞萍. 鱼际穴针刺合大椎拔罐治疗咳嗽 100 例[J]. 上海针灸杂志，2006，25(9)：34.

三、合谷穴临床应用

1. 头面部疾病

朱现民等[1]采用单刺合谷穴治疗急性牙龈肿痛，针尖从合谷穴向上进针1～1.5寸，有酸麻感时不断施加轻缓的手法，使针感向上到达面颊齿部。合谷穴具有疏调面部经气，清热止痛，善治头面、五官部病症的功效。

2. 上肢疼痛

陈有国[2]运用复方合谷巨刺局部麻醉运动针法治疗肩周粘连，可有效减轻肩部肌肉韧带水肿、积液、炎症。

四、商阳穴临床应用

1. 呃逆

陈亚英[3]指切双侧商阳穴，同时配合屏息数

[1] 朱现民，侯静砌，霍尚飞. 单刺一穴在五官急性肿痛中的应用[J]. 中国中医急症，2011，20(5)：719－721.

[2] 陈有国，陈爱华，云永兴，等. 复方合谷巨刺局部麻醉运动针法治疗黏连期肩周炎的临床研究[J]. 针灸临床杂志，2019，35(1)：10－14.

[3] 陈亚英. 商阳穴为主治疗呃逆23例[J]. 福建中医药，1988，19(4)：44.

次，每次持续约 30 秒，必要时配合针刺足三里治疗呃逆患者。商阳穴位于手太阴肺经与手阳明大肠经交接之处，既通阳明经气，又可调理肺经经气，可调畅气机。

2. 内科腹痛

张肇[1]采用针刺商阳穴治疗内科急性腹痛，并与注射阿托品进行对比，显示针刺商阳穴止痛效果较用阿托品止痛者明显。商阳穴属于手阳明大肠经，针刺此穴能使人体内经气正常疏通，气通血通则痛止。

五、内庭穴临床应用

1. 实火牙痛

蒋国庆[2]取牙痛对侧的内庭穴，用毫针针刺捻转提插至有较强的针感，同时嘱患者按摩患牙或上下牙作咀嚼状，留针 15～20 分钟。针毕，用三棱针点刺放血 3～10 滴。内庭穴属水，刺内庭有以水抑火之功。三棱针点刺出血有泻热之

[1] 张肇. 针刺商阳穴治疗内科急性腹痛 55 例[J]. 中国针灸，1995，15(5)：28.

[2] 蒋国庆. 内庭穴治疗实火牙痛 10 例[J]. 上海针灸杂志，2005，24(4)：33.

功，二者相结合有清热解毒的作用，达到止痛的目的。

2. 磨牙症

李杰[1]用毫针垂直刺入内庭穴约0.4寸，得气后上提至皮下，然后再次斜刺插入，使针尖指向踝关节方向（即与足阳明胃经循行方向一致），留针40分钟。每日1次，5次为1个疗程治疗磨牙症。内庭是足阳明胃经的荥穴，具有清泻胃热、疏通面部气血的作用。

六、足三里穴临床应用

1. 消化道疾病

常小荣等[2]针刺足阳明经特定穴（原穴冲阳、络穴丰隆、合穴足三里、郄穴梁丘）治疗功能性消化不良，结果治疗组缓解上腹饱胀不适、早饱、上腹痛、上腹烧灼感等症状的总有效率均明显优于针刺非经非穴的对照组。足三里穴可调理脾

[1] 李杰. 针刺内庭穴治疗磨牙症[J]. 中国针灸，2004，24(8)：536.

[2] 常小荣，兰蕾，严洁，等. 针刺足阳明经特定穴治疗功能性消化不良30例[J]. 世界华人消化杂志，2010，18(8)：839-844.

胃、调畅气机，改善胃肠功能紊乱，从而使胃肠功能活动恢复正常[1]。

2. 肿瘤化疗患者

林智通等[2]对化疗后白细胞减少的患者取双侧足三里穴位注射参麦注射液，每穴 2 mL，每日 1 次，治疗 3 周后，患者的外周血白细胞计数升高，白细胞减少症改善。

3. 心血管疾病

穆晓红等[3]采用针刺太冲和足三里穴有效地降低了高血压患者的血压，且针刺治疗后舒张压下降更明显。

4. 新型冠状病毒感染痊愈后乏力

笔者在临床上接诊 2 例新型冠状病毒感染痊愈后患者，二者均自觉体倦懒言，少气乏力，选取双侧足三里穴，毫针刺入后以患者耐受为度，行烧山火操作，隔日 1 次，3 次后 2 例患者均自觉症状明显减轻，日常活动明显增多。

---

[1] 揭丽桦，谢煜，徐振华.《针灸大成》足三里穴的临床应用规律探析[J]. 环球中医药，2018，11(9)：1398－1401.

[2] 林智通，王琴，余燕娜，等. 参麦注射液足三里注射治疗化疗后白细胞减少症临床观察[J]. 世界中西医结合杂志，2010，5(10)：873－876.

[3] 穆晓红，李巧霞. 针刺太冲和足三里治疗高血压病临床观察[J]. 上海针灸杂志，2009，28(6)：328－329.

七、太白穴临床应用

1. 颈椎病

王顺[1]在针刺治疗颈椎病常规取穴基础上加刺太白穴，并施以补法。快速透皮后，于患者呼气时缓慢进针，吸气时持针不动，针刺至0.3寸左右时行重插轻提手法，得气后持针不动，并保持针尖向下微小的压力，经过患者四次呼气后于患者吸气时快速拔针并按压针孔片刻。研究表明针补太白穴对于颈椎病眩晕的改善效果明确，可显著缩短患者病程，加强治疗效果。取太白穴可手足太阴二经同补，标本兼顾，既能益肺气改善眩晕，又能补脾气促进颈部经筋恢复。

2. 腰肌劳损

李纳[2]采用针刺太白穴与常规推拿相结合的方法治疗腰肌劳损。能更好地缓解患者腰部疼痛，改善腰部功能。按揉太白穴对腰肌劳损的作用显著、疗效满意、操作方便，可作为一种实用有

[1] 王顺，陆贵中. 针补太白穴对于颈椎病眩晕疗效影响观察[J]. 黑龙江中医药，2016，(2)：59-60.

[2] 李纳. 按揉太白穴并常规推拿治疗腰肌劳损（寒湿型）的临床研究[D]. 山东中医药大学，2018：1-3.

效的防治手段。

八、阴陵泉穴临床应用

1. 剖宫产后宫缩痛

许崇波[1]针刺阴陵泉穴用于治疗剖宫产后宫缩痛患者。阴陵泉具有通利三焦、健脾利水之效。针刺该穴有助于促进逼尿肌收缩,减少因过多的尿液存储对子宫收缩造成的影响,达到调整膀胱功能、通经活络、促进血液循环的作用[2],亦可减少疼痛发作次数,缩短疼痛持续时间,降低疼痛程度。

2. 痛风

邵红岩等[3]以阴陵泉、太冲为主穴,加局部刺络放血治疗痛风。阴陵泉穴用补法,健脾利水渗湿,太冲穴用泻法,疏肝理气排浊,二者配合通利下焦、祛邪排毒、疏通经气、调理脏腑气血。局

[1] 许崇波. 针刺三阴交、阴陵泉穴治疗二胎剖宫产后宫缩痛的临床研究[J]. 国际医药卫生导报,2020,26(1):58-60.

[2] 刘颖,衡永乐,陈士芳. 耳穴贴压在缓解第一产程宫缩痛中的应用[J]. 西部中医药,2016,29(12):106-108.

[3] 邵红岩,何天有,张莉. 针刺阴陵泉、太冲为主加刺络放血治疗痛风52例[J]. 中国针灸,2013,33(6):526.

部刺络放血，可泻热解毒、清热利湿、祛邪外出，加速新陈代谢，缓急止痛而治疗痛风。

九、少海穴临床应用

1. 高血压

刘月珍[1]用少海穴透刺 1.5～3 寸治疗高血压，得气后捻转提插，使针感上传至肩，下行于腕。每日 1 次，15 日为 1 个疗程。每次针后均有即刻降压的效果。1 个疗程后达到较明显的降压效果。少海穴透刺可平肝泻火，达到平衡阴阳的目的。

2. 焦虑状态

乔岩岩[2]用神门透刺少海穴治疗焦虑症状。取 6 寸长毫针，直刺入神门穴 0.09～0.15 寸，得气后针尖斜向少海穴进行透刺，后行另一侧神门穴透刺少海穴，然后双侧同时快速捻转约 3 分钟，留针 20～30 分钟出针。每日 1 次，10 日为 1 个疗程，3 个疗程后，患者精神紧张、睡眠状态、自主神

[1] 刘月珍. 针刺曲池透少海治疗高血压 56 例[J]. 中国针灸，2002，22(6)：412.

[2] 乔岩岩. 神门透刺少海治疗焦虑症状 30 例[J]. 中国针灸，2001，21(2)：81.

经症状等均有改善，焦虑总分明显下降。

十、神门穴临床应用

1. 失眠症

付殿跃[1]用平补平泻手法针刺神门穴治疗失眠，每次留针30分钟，每10分钟行针1次，以向指端放射为度，每日1次，10日为1个疗程，共2个疗程。有显著疗效。针刺神门穴可有效调节α脑电波的频率及波幅。

2. 足跟痛

孙远征等[2]针刺神门穴结合拮抗运动治疗足跟痛。针刺患侧神门穴0.3～0.45寸，行平补平泻法，得气后嘱患者进行拮抗运动，即做跺患足动作，留针30分钟，期间每隔10分钟行针1次，每次行针1分钟。每日1次，5日为1个疗程。可改善患者疼痛部位血液循环，疏通经络，调畅气血，从而达到止痛之效。

---

[1] 付殿跃．针刺神门穴对失眠症的疗效及对脑电图α波的影响[D]．黑龙江中医药大学，2015：1－5.

[2] 孙远征，周琛，孙颖哲．针刺神门穴结合拮抗运动治疗足跟痛18例[J]．中国针灸，2019，39(1)：72.

十一、后溪穴临床应用

1. 椎动脉型颈椎病

许海等[1]取针刺后溪穴加常规穴位组治疗椎动脉型颈椎病，能显著降低复发率。后溪穴是手太阳小肠经输穴，同时作为八脉交会穴，通过督脉之大椎穴，使二经经脉之气相通，后溪穴不仅可以通调一身阳气，调整脏腑功能，祛邪于外，还可以通过大椎调畅颈部气血，安神醒脑，疏通项背部经气。

2. 急性腰扭伤

吴耀持等[2]取毫针采用夹持法进针直刺后溪穴治疗急性腰扭伤。针尖朝合谷穴方向，深度为 30 mm；施以小幅提插泻法后电针持续刺激 20 分钟，每日 1 次，3 日为 1 个疗程，共治疗 2 个疗程，疗程间休息 1 日，近期和远期疗效均优于药物组，后溪穴对督脉及太阳经脉所行部位疼痛均有较好疗效。

---

[1] 许海，李难，储浩然．针刺后溪穴治疗椎动脉型颈椎病疗效观察[J]．上海针灸杂志，2016，35(4)：443－445.

[2] 吴耀持，张必萌，汪崇淼，等．电针后溪穴治疗急性腰扭伤的近远期疗效观察[J]．中国针灸，2007，27(1)：3－5.

十二、少泽穴临床应用

1. 产后缺乳

苏文武等[1]对产后缺乳患者电针少泽穴，频率10 Hz，每次30分钟，每日1次，5次为1个疗程，疗程间休息2日，共治疗3个疗程。少泽穴是手太阳小肠经的井穴，小肠与心相表里，而心主血脉，乳血同源，故针刺少泽穴能调补心气、催乳排乳。电针少泽穴能增加产后缺乳患者乳汁分泌量，提高乳汁能量及密度。

2. 急性乳腺炎

蔡贤兵等[2]采用推拿联合点刺少泽穴放血治疗急性乳腺炎。表明推拿联合放血疗法治疗哺乳期乳腺炎能有效改善患者症状，疗效优于西药治疗。少泽穴放血既能疏泄肝气郁结，又能泻胃经积热，还有活血化瘀、通络破结的作用。

[1] 苏文武，高修安，田菊升. 电针少泽穴对产后缺乳者乳汁量及成分的影响[J]. 中国针灸，2020，40(1)：13－16.

[2] 蔡贤兵，邬俏璇，胡珊，等. 推拿联合少泽穴放血治疗哺乳期急性乳腺炎36例[J]. 福建中医药，2016，47(4)：56－57.

十三、至阴穴临床应用

1. 胎位不正

陈宗良等[1]于每日下午申时采用麦粒大小的艾炷灸两侧至阴穴治疗胎位不正，每侧5～7壮，先左后右，任其燃完或不能忍受为止，每日1次，3～5日为1个疗程，结果显示转胎率达97%。申时为足太阳膀胱经主气，此时气血最旺，灸至阴穴可以疏通经络，调整阴阳以转胎位。取用足太阳、足少阴经脉气联通之处的至阴穴可以调整阴阳二经，使表里经络恢复平衡。至阴穴作为肾经的起始穴，艾灸温热刺激之下经气可沿肾经循行至胞宫，以调达胞宫气血，起到矫正胎位之功效[2]。

2. 腰痛

刘晓兰[3]采用针刺至阴穴配合运动疗法及

---

[1] 陈宗良，张桂君，曾群英，等. 时辰艾灸“至阴穴”转胎浅识[J]. 江西中医药，1989，20(2)：39.

[2] 叶昊洁，林咸明，周志刚. 艾灸至阴穴纠正胎位的临床与机制研究进展[J]. 江西中医药，2021，52(10)：76-80.

[3] 刘晓兰，孟德良，陈善东. 针刺至阴穴配合运动疗法及艾灸治疗腰痛的临床研究[J]. 内蒙古中医药.2022，41(5)：98-100.

艾灸治疗腰痛。可使腰痛情况有效缓解,功能改善。

十四、委中穴临床应用

1. 腰痛

周娜[1]用委中穴放血治疗腰痛。并得出此法治疗瘀血腰痛的镇痛效果优于寒湿腰痛的结论。针刺委中穴可疏通膀胱经的气血,膀胱经的经气从小趾末端开始行至委中穴达到最大,并由此深入体内,汇合于膀胱;膀胱与肾相表里,"腰为肾之府",故委中穴可用于治疗腰部疾病。

2. 缺血性脑卒中

王丽娟[2]应用雀啄刺委中穴配合传统针刺取穴并结合康复训练,在改善缺血性脑卒中患者下肢运动功能方面疗效显著。一定程度上能缩短病程,把握住治疗的"黄金期",更好地改善了患者的步行功能。

[1] 周娜. 委中穴放血干预不同证型腰痛的临床疗效观察[D]. 江西:江西中医药大学,2020:1-5.

[2] 王丽娟. 雀啄刺委中穴对缺血性脑卒中下肢运动功能恢复的疗效观察[D]. 南京:南京中医药大学,2014:1-7.

十五、涌泉穴临床应用

1. 高血压

孙静文[1]采用涌泉穴药物贴敷，在改善高血压病症状和降压疗效方面，疗效优于单纯使用高血压药物组。涌泉穴位于人体最下部，是足底要冲之穴，乃阳经与阴经相接续，激动阴液运行畅顺之要穴，可引气血下行，功擅主降，可加强“心肾相交”、“水火既济”之功能。

2. 癔症性失语

王建国[2]采用针刺涌泉穴治疗癔症性失语。可振奋肾经之经气，清利咽隔，并醒脑开窍，疏利气机。故窍络通，气机畅，言语出，其病愈。

十六、太溪穴临床应用

1. 失眠

杨卫华[3]在常规针刺基础上加刺太溪穴治

[1]　孙静文，王朝阳，温又霖，等. 药物贴敷涌泉穴治疗高血压病的临床疗效观察[J]. 中华中医药杂志，2016，31(3)：116-1120.

[2]　王建国. 针刺“涌泉”穴治疗癔症性失语[J]. 北京中医，1999(6)：40.

[3]　杨卫华. 针刺太溪穴为主治疗顽固性失眠症 50 例[J]. 山西中医，2009，25(10)：33.

疗顽固性失眠。每日1次，10次1个疗程，治疗1～3个疗程。结果优于常规取穴针刺组。针刺肾经的原穴太溪，能振奋人的元阴元阳，对于虚损疾病，无论阴虚或阳虚皆可刺之，以调整脏腑气血，改善脏腑功能。

2. 足跟痛

王宗江[1]采用太溪穴位注射治疗足跟痛，取患侧太溪穴，注射曲安奈德注射液0.5 mL，2%利多卡因0.5 mL，复方当归注射液2 mL的混合液，垂直刺入太溪穴，采用轻慢提插手法，探取有效针感，当酸麻感向足跟放射后，稍提针回抽无血，缓慢注入药物，总有效率达100%。

十七、中冲穴临床应用

1. 小儿夜啼症

赵坚新[2]对小儿夜啼症患者，取中冲穴行三棱针点刺放血，出血3～5滴即可。约1分钟后，大部分患儿即停止啼哭。邪热忤及心包，故取其

[1] 王宗江. 太溪穴位注射治疗足跟痛25例[J]. 上海针灸杂志，2009，28(8)：472.

[2] 赵坚新. 针刺中冲穴治疗小儿夜啼症100例[J]. 上海中医药杂志，1999，33(1)：43.

经之井穴点刺，可清其热而泻其火、宁其心而安其神。

2. 小儿急性化脓性扁桃体炎

徐嘉辉[1]对急性化脓性扁桃体炎患儿取中冲穴作为血常规末梢取血检查部位。治疗前后白细胞计数、中性粒细胞以及降钙素均降低。研究证明中冲穴放血具有缓解发热、烦躁、改善炎症的临床效果。

十八、大陵穴临床应用

1. 腕管综合征

陈宁[2]对于腕管综合征患者，电针大陵穴，针尖向腕管内直刺，以针感传至指尖为度，配穴八邪、内关，留针 30 分钟，针后用艾条灸大陵穴 20 分钟。针刺隔日 1 次，艾条灸每日 2 次，每次 15 分钟，10 日 1 个疗程。大陵穴为手厥阴经之原穴，用之以疏解局部之经气。

[1] 徐嘉辉，张晓露，彭尉南，等. 中冲穴点刺采血对儿童急性化脓性扁桃体炎疗效的影响[J]. 北京中医药，2015，34(5)：402－404.

[2] 陈宁. 针灸治疗腕管综合征 98 例[J]. 江苏中医，1994，16(2)：28.

2. 膝骨关节炎

孙子茹[1]采用针刺大陵、太冲配合常规腧穴治疗膝骨关节炎，疗效优于单纯针刺常规腧穴组。短期内可有效缓解疼痛，改善膝关节功能。

十九、支沟穴临床应用

1. 便秘

高洪英等[2]针刺支沟穴治疗便秘，经过1～2个疗程治疗后，患者1～2日排便1次，6个月随访未复发，全部治愈。支沟穴为三焦经阳气经过之处，为三焦经经穴，有舒通筋络，活血化瘀，清利三焦，降逆通气的作用。针刺支沟穴能疏通经络，通调三焦气机，使气机顺则腑气通，故便秘得以治愈。

2. 急性腰扭伤

刘金颖等[3]采用针刺伏兔配支沟穴治疗急

[1] 孙子茹. 针刺太冲、大陵穴配合常规腧穴治疗膝骨关节炎临床效应观察[D]. 长春中医药大学，2020：1-9.

[2] 高洪英，徐建勇. 针刺支沟穴治疗便秘52例体会[J]. 现代中西医结合杂志，2005，14(17)：2243.

[3] 刘金颖，刘海永，周广岳，等. 针刺伏兔配支沟穴治疗急性腰扭伤的临床研究[J]. 河北中医药，2015，30(1)：47-49.

性腰扭伤。在治愈率方面较常规针刺组更高，具有取穴少、见效快等特点。针刺支沟穴可通调三焦之气血，使其通则不痛。

二十、足窍阴穴临床应用

高颅压头痛

戴晓玉[1]在高颅压头痛患者常规治疗的基础上加足窍阴穴三棱针点刺放血，每次10～15滴，每日1次，3次为1个疗程。总有效率达95%。与对照组相比，明显缩短了患者疼痛持续的时间，避免了大量镇痛类药物的使用，对于缓解患者紧张焦躁情绪有良好作用。

二十一、丘墟穴临床应用

脑卒中足下垂

王子臣[2]对脑卒中足下垂患者取患侧丘墟穴，用30号3.0寸针灸针直刺2.0～2.5寸，针尖向

[1] 戴晓玉，杜元灏. 足窍阴放血治疗高颅压头痛40例临床观察[J]. 中国针灸，2002，22(4)：227.

[2] 王子臣，王声强. 丘墟透照海治疗脑卒中足下垂60例疗效[J]. 河北中医药学报，2009，24(3)：40-41.

照海方向，得气后施补法。每日 1 次，每次留针 20 分钟，共治疗 4 周。康复训练加丘墟穴透刺疗法，在提高踝关节主动背屈等功能方面，均好于单纯康复训练组。

二十二、太冲穴临床应用

1. 偏头痛

林淑芳等[1]针刺双侧太冲穴治疗肝阳上亢型偏头痛。进针约 1 寸，得气后留针，每 10 分钟行捻转泻法 6 次，共留针 30 分钟，每日 1 次，1 周治疗 5 次，连续 4 周，可有效改善偏头痛症状。

2. 高血压病

王素文等[2]以太冲为主穴治疗原发性高血压病使用 0.30 mm×40 mm 针进行针刺，产生酸胀、麻重等自觉反应，留针 30 分钟，每隔 10 分钟间歇行针。每日 1 次，14 日 1 个疗程，共治疗 2 个疗程。相对西药和汤药治疗，疗效显著。

［1］ 林淑芳，周小炫，陈白，等. 针刺太冲穴治疗肝阳上亢型偏头痛疗效观察[J]. 亚太传统医药，2020，16(7)：135-138.

［2］ 王素文，郑欣，郑晓萍. 针刺治疗原发性高血压病临床观察[J]. 福建中医药，2019，50(3)：75-76.

二十三、行间穴临床应用

临床上，行间穴常与太冲穴配合应用，是为透刺“行间透太冲”，一针贯通二穴，充分发挥其疏理肝郁、平逆肝气、通行气血、调节脏腑虚实的作用，可治疗头痛眩晕，目赤暴盲等症。透刺操作方法：正坐或仰卧，以足部自然放松为佳。从足背第1、2趾缝纹端进针，避开可见的浅静脉，针尖向上顺趾骨间隙朝太冲穴方向刺入0.75～1.2寸，中等强度刺激，以局部出现酸麻胀感并向上放射传递为宜，针感可经足背、踝部、小腿传至膝关节部，甚至达于少腹部及腹股沟区。

第三章

历年中医执业医师考试真题练习

1. 根据五输穴的五行配属，足少阳胆经中属“土”的腧穴是（　　）

A. 足临泣　　B. 阳陵泉　　C. 足窍阴

D. 侠溪　　E. 阳辅

【答案】 B(2016年中医执业助理医师考试)

【解析】 阳经五输穴中合穴属土，足少阳胆经合穴为阳陵泉。A项属木，C项属金，D项属水，E项属火。

2. 商阳穴的定位是（　　）

A. 拇指末节桡侧，指甲根角侧上方0.1寸

B. 示指末节桡侧，指甲根角侧上方0.1寸

C. 环指末节桡侧，指甲根角侧上方0.1寸

D. 小指末节桡侧，指甲根角侧上方0.1寸

E. 小指末节尺侧，指甲根角侧上方0.1寸

【答案】 B(2016年中医执业助理医师考试)

3. 手太阳小肠经的郄穴是（　　）

A. 会宗　　B. 梁丘　　C. 养老

D. 阳交　　E. 金门

【答案】 C(2015 年中医执业助理医师考试)

4. 在踝区,外踝尖直下,外踝下缘与跟骨之间凹陷中的腧穴是(　　)

A. 商丘　　B. 丘墟　　C. 照海

D. 申脉　　E. 然谷

【答案】 D(2015 年中医执业助理医师考试)

5. “柱骨之会上”指的是(　　)

A 迎香　　B. 合谷　　C. 曲骨

D. 大椎　　E. 束骨

【答案】 D(2013 年中医执业助理医师考试)

6. 下列各组腧穴中,相距不是 1 寸的(　　)

A. 中极、关元　B. 下脘、上脘　C. 中脘、上脘

D. 内关、间使　E. 外关、支沟

【答案】 B(2013 年中医执业助理医师考试)

【解析】 下脘在上腹部,脐中上 2 寸,前正中线上。上脘在上腹部,脐中上 5 寸,前正中线,二者相距 3 寸。

7. 屈肘时,肘横纹尺侧端与肱骨内上髁之间的腧穴是(　　)

A. 尺泽　　B. 曲泽　　C. 曲池

D. 小海　　E. 少海

【答案】 E(2012 年中医执业助理医师考试)

8. (共用备选答案)

① 曲池在五输穴中,属(　　)

② 太溪在五输穴中,属(　　)

A. 井穴　　B. 荥穴　　C. 合穴

D. 经穴　　E. 输穴

【答案】 ① C;② E(2012、2013 年中医执业医师考试)

9. (共用备选答案)

① 属于手少阴心经的腧穴是(　　)

② 属于手太阴肺经的腧穴是(　　)

A. 曲池　　B. 曲泽　　C. 尺泽

D. 少海　　E. 小海

【答案】 ① D;② C(2011 年中医执业助理医师考试)

【解析】 曲池归大肠经,曲泽归心包经,尺泽归肺经,少海归心经,小海归小肠经。

10. 下列属于原络配穴法的是(　　)

A. 合谷、偏历　B. 太溪、大钟　C. 太渊、列缺

D. 合谷、列缺　E. 冲阳、丰隆

【答案】 D(2007、2012 年中医执业医师考试)

【解析】 "原络配穴法"就是把先病经脉的原穴和后病的相表里经脉的络穴相配合,又称"主客

原络配穴”。若大肠经先病，则取其经的原穴合谷为“主”，肺经后病即取其经的络穴列缺为“客”。

11. 腕横纹中央，掌长肌腱与桡侧腕屈肌腱之间的穴位是（　　）

A. 阳溪　　B. 太渊　　C. 大陵

D. 神门　　E. 腕骨

【答案】 C(2007 年中医执业医师考试)

12. 足临泣是八脉交会穴中（　　）

A. 通任脉的穴位　　B. 通督脉的穴位

C. 通冲脉的穴位　　D. 通带脉的穴位

E. 通阳跷脉的穴位

【答案】 D(2007、2009 年中医执业医师考试)

13. 五输穴中所行为（　　）

A. 井　　B 荥　　C. 输

D. 经　　E. 合

【答案】 D(2007、2012、2013 年中医执业医师考试)

14. 乳头直下，第 7 肋间隙的穴位是（　　）

A. 章门　　B. 期门　　C. 带脉

D. 京门　　E. 日月

【答案】 E(2007、2009 年中医执业医师考试)

15. 心包经的原穴是（　　）

A. 神门　　B. 间使　　C. 大陵

D. 内关　　E. 太渊

【答案】 C(2008、2013 年中医执业医师考试)

16. 心经的原穴是(　　)

A. 神门　　B. 间使　　C. 大陵

D. 内关　　E. 太渊

【答案】 A(2008、2013 年中医执业医师考试)

17. 公孙穴所通的奇经是(　　)

A. 任脉　　B. 督脉　　C. 冲脉

D. 阳维脉　　E. 阳跷脉

【答案】 C(2008、2009 年中医执业医师考试)

18. 属足少阴肾经的腧穴是(　　)

A. 血海　　B. 少海　　C. 小海

D. 照海　　E. 气海

【答案】 D(2008 年中医执业医师考试)

【解析】 A 项是足太阴脾经的腧穴，B 项是手少阴心经的腧穴，C 项是手太阳小肠经的腧穴，D 项是足少阴肾经的腧穴，E 项是任脉的腧穴。

19. 悬钟穴位于(　　)

A. 外踝后缘中点上 3 寸，腓骨前缘

B. 外踝前缘中点上 3 寸，腓骨前缘

C. 外踝下缘中点上 3 寸，腓骨前缘

D. 外踝高点上 3 寸，腓骨前缘

E. 外踝上缘中点上 3 寸，腓骨前缘

【答案】 D(2008年中医执业医师考试)

20. (共用备选答案)

① 既是络穴,又是八脉交会穴的腧穴是( )

② 既是原穴,又是八会穴的腧穴是( )

A. 太渊　　B. 合谷　　C. 后溪

D. 内关　　E. 阳池

【答案】 ① D;② A(2008、2012年中医执业医师考试)

21. 心经的郄穴是( )

A. 少府　　B. 神门　　C. 阴郄

D. 灵道　　E. 通里

【答案】 C(2009年中医执业医师考试)

22. 大肠的下合穴是( )

A. 委中　　B. 足三里　　C. 上巨虚

D. 下巨虚　　E. 阳陵泉

【答案】 C(2009年中医执业医师考试)

23. 属手少阴心经的腧穴是( )

A. 照海　　B. 气海　　C. 血海

D. 少海　　E. 小海

【答案】 D(2009、2013年中医执业医师考试)

24. 太溪穴位于( )

A. 内踝下缘凹陷处

B. 外踝下缘凹陷处

C. 内踝前下方凹陷中

D. 外踝高点与跟腱之间凹陷处

E. 内踝高点与跟腱之间凹陷处

【答案】 E(2009、2013 年中医执业医师考试)

25. (共用备选答案)

① 第 5 胸椎棘突下,后中线旁开 1.5 寸的腧穴(　　)

② 第 3 胸椎棘突下,后中线旁开 1.5 寸的腧穴(　　)

A. 肝俞　　B. 肾俞　　C. 脾俞

D. 肺俞　　E. 心俞

【答案】 ① E;② D(2013 年中医执业助理医师考试)

26. 下列穴在五行配属中,属火的是(　　)

A. 少府　　B. 大陵　　C. 后溪

D. 曲泉　　E. 经渠

【答案】 A(2009、2013 年中医执业医师考试)

【解析】 阴经的井荥输经合属木火土金水,阳经的井荥输经合属金水木火土。A 项是心经的荥穴,属火,B 项是心包经的腧穴,属土。

27. 在五输穴中,输穴主治(　　)

A. 身热　　B. 心下满　　C. 体重节痛

D. 端咳寒热　E. 逆气而泄

【答案】 C(2009 年中医执业医师考试)

28. 脾之大络,名为(　　)

A. 天池　B. 俞府　C. 鸠尾

D. 大包　E. 虚里

【答案】 D(2012 年中医执业医师考试)

29. 脾经的郄穴是(　　)

A. 外丘　B. 梁丘　C. 中都

D. 地机　E. 金门

【答案】 D(2012 年中医执业医师考试)

30. 下列穴位归经错误的是(　　)

A. 太白—肝经　B. 列缺—肺经

C. 合谷—大肠经　D. 阳陵泉—胆经

E. 阴陵泉—脾经

【答案】 A(2012、2013 年中医执业医师考试)

【解析】 太白穴是脾经的输穴、原穴,故选 A。

31. 腕横纹尺侧端,尺侧腕屈肌桡侧凹陷中的穴是(　　)

A. 神门　B. 大陵　C. 列缺

D. 太渊　E. 内关

【答案】 A(2012 年中医执业医师考试)

32. 治疗胎位不正最常用的腧穴是(　　)

A. 合谷　B. 至阴　C. 列缺

D. 太渊　　E. 内关

【答案】 B(2012 年中医执业医师考试)

33. 下列腧穴中,归经错误的是(　　)

A. 合谷—大肠经　　B. 太溪—肝经

C. 列缺—肺经　　D. 阳陵泉—胆经

E. 阴陵泉—脾经

【答案】 B(2012 年中医执业医师考试)

【解析】 太溪穴属足少阴肾经。

34. 下列腧穴在五行配属中,属“金”的是(　　)

A. 少府　　B. 大陵　　C. 阳溪

D. 后溪　　E. 经渠

【答案】 E(2012 年中医执业医师考试)

【解析】 阴经的井荥输经合属木火土金水,阳经的井荥输经合属金水木火土。经渠是肺经的经穴属金,故选 E。

35. 下列各项五输穴中属“水”的是(　　)

A. 少府　　B. 大陵　　C. 后溪

D. 曲泉　　E. 经渠

【答案】 D(2012 年中医执业医师考试)

36. (共用备选答案)

① 手厥阴心包经的郄穴是(　　)

② 足厥阴肝经的郄穴是(　　)

A. 地机　　B. 养老　　C. 中都

D. 郄门　　E. 梁丘

【答案】 ① D;② C(2012 年中医执业医师考试)

37. 膀胱经的合穴是(　　)

A. 上巨虚　　B. 下巨虚　　C. 足三里

D. 委阳　　E. 委中

【答案】 E(2007、2012、2013 年中医执业医师考试)

38. 公孙穴位于(　　)

A. 第 1 跖骨小头后缘,赤白肉际处

B. 第 1 骨小头前缘,赤白肉际处

C. 第 1 骨关节部,赤白肉际处

D. 第 1 跖骨基底部前下缘,白肉际处

E. 第 1 骨底部后下缘,赤白肉际处

【答案】 D(2008、2013 年中医执业医师考试)

39. (共用备选答案)

① 八会穴中的筋会穴是(　　)

② 八脉交会穴中通带脉的是(　　)

A. 足三里　　B. 阳陵泉　　C. 悬钟

D. 足临泣　　E. 公孙

【答案】 ① B;② D(2008、2013 年中医执业医师考试)

40. (共用备选答案)

① 属于手太阳小肠经的郄穴是(　　)

② 属于足阳明胃经的郄穴是(　　)

A. 郄门　　B. 梁丘　　C. 地机

D. 养老　　E. 外丘

【答案】 ① D;② B(2013 年中医执业医师考试)

41. 在五输穴中,合穴主要治疗(　　)

A. 心下满　　B. 身热　　C. 体重节痛

D. 喘咳寒热　　E. 逆气而泄

【答案】 E(2012 年中医执业医师考试)

【解析】 五输穴中,井主心下满,荥主身热,输主体重节痛,经主端咳寒热,合主逆气而泄,故选 E。

42. 善治月经过多、崩漏的腧穴是(　　)

A 大都　　B. 太白　　C. 公孙

D. 隐白　　E. 漏谷

【答案】 D(2016 年中医执业助理医师考试)

【解析】 隐白主治:月经过多、崩漏等妇科病;便血、尿血等出血症;癫狂,多梦;惊风;腹满,暴泻。

43. 下列腧穴中,治疗足心热的是(　　)

A. 太冲　　B. 行间　　C. 大敦

D. 侠溪　　E. 涌泉

【答案】 E(2016 年中医执业助理医师考试)

【解析】 涌泉穴主治：昏厥、中暑、小儿惊风、癫狂痫、头痛、头晕、目眩、失眠等急症及神志病证；咯血、咽喉肿痛、喉痹、失声等肺系病证；大便难，小便不利；奔豚气；足心热。

44. 既能治疗肠胃病，又能治疗妇科病的腧穴是(　　)

A. 归来　　B. 足三里　　C. 丰隆

D. 天枢　　E. 内庭

【答案】 D(2015 年中医执业助理医师考试)

【解析】 天枢，大肠之募穴。定位：脐中旁开 2 寸。主治：腹痛、腹胀、便秘、泄泻、痢疾等肠胃病证；月经不调、痛经等妇科疾患。

45. 治疗目赤肿痛，除睛明、风池、太阳外还应选取的主穴是(　　)

A. 少商、外关　　B. 合谷、太冲

C. 行间、侠溪　　D. 内庭、足临泣

E. 关冲、商阳

【答案】 B(2015 年中医执业助理医师考试)

【解析】 合谷善治面口疾患。太冲穴是足厥阴肝经输穴、原穴，肝开窍于目，所以太冲穴能够治疗头痛、眩晕、耳鸣、目赤肿痛、口眼㖞斜、咽痛等肝经风热病证。

46. 患者因恼怒而突发昏仆，不省人事，呼吸

急促，牙关紧闭，舌淡，苔薄白，脉沉弦。治疗除主穴外，还应该选择的穴位是(　　)

A. 合谷、太冲　　B. 气海、关元

C. 印堂、合谷　　D. 足三里、照海

E. 太溪、照海

【答案】 A(2015年中医执业助理医师考试)

【解析】 晕厥处方，主穴：水沟、百会、内关、足三里。配穴：虚证配气海、关元；实证配合谷、太冲。患者呼吸急促，牙关紧闭，舌淡，苔薄白，脉沉弦，病属实证。

47. 下列各项中，属本经配穴法的是(　　)

A. 太阳头痛取后溪、昆仑

B. 失眠取神门、太溪

C. 牙痛取颊车、内庭

D. 感冒咽痛取曲池、少商

E. 肝病取太冲、阳陵泉

【答案】 C(2015年中医执业助理医师考试)

【解析】 后溪属手太阳，昆仑属足太阳；神门属手少阴，太溪属足少阴；颊车、内庭均属足阳明；曲池属手阳明，少商属手太阴；太冲属足厥阴，阳陵泉属足少阳。符合本经配穴法的只有C项。

48. 哮喘实证，治疗除肺俞、中府、定喘外，还应选取的主穴是(　　)

A. 列缺、尺泽　　B. 风门、合谷
C. 丰隆、曲池　　D. 天突、外关
E. 曲池、大椎

【答案】 A(2015 年中医执业助理医师考试)

【解析】 列缺为手太阴肺经络穴,尺泽为手太阴肺经合穴,均主治咳嗽、气喘、咽喉肿痛等肺系病证。

49. 治疗血热型崩漏,除了选用关元、隐白穴外,还应该选取的穴位是(　　)

A. 肾俞、血海、膈俞　　B. 然谷、地机、太冲
C. 中极、血海、三阴交　D. 血海、胃俞、脾俞
E. 气海、肾俞、三阴交

【答案】 C(2015 年中医执业助理医师考试)

【解析】 崩漏实证选穴,主穴:关元、三阴交、隐白。配穴:血热配中极、血海;血瘀配血海、膈俞;湿热配中极、阴陵泉;气郁配膻中、太冲。

50. 可治疗小儿惊风的穴是(　　)

A. 悬钟　　B. 风疹　　C. 阳陵泉
D. 环跳　　E. 足临泣

【答案】 C(2015 年中医执业助理医师考试)

【解析】 尺泽、涌泉、中冲、阳陵泉、太冲、大椎、印堂可治疗小儿惊风的腧穴。

51. (共用备选答案)

① 治疗绝经前后诸证烦躁失眠者，应选取的配穴是（　　）

② 治疗绝经前后诸证纳少便溏者，应选取的配穴是（　　）

A. 中脘、阴陵泉　　B. 关元、命门

C. 风池、太冲　　D. 心俞、神门

E. 照海、阴谷

【答案】 ① D；② A（2015 年中医执业助理医师考试）

【解析】 绝经前后诸证处方，主穴：肾俞、肝俞、太溪、气海、三阴交。配穴：肾阴虚配照海、阴谷；肾阳虚配关元、命门；肝阳上亢配风池、太冲；痰气郁结配中脘、丰隆；烦躁失眠配心俞、神门。绝经前后诸证处方，主穴：肾俞、肝俞、太溪、气海、三阴交。配穴：纳少便溏配中脘、阴陵泉。

52. 下合穴中可治疗肠痈、痢疾的是（　　）

A. 足三里　　B. 上巨虚　　C. 下巨虚

D. 委中　　E. 阳陵泉

【答案】 B（2009、2013 年中医执业助理医师考试）

【解析】 肠痈、痢疾的病变部位在大肠，应取大肠的下合穴治疗大肠的病变，大肠的下合穴是上巨虚。

53. 脾经中用于治疗妇科疾病的常用穴位是（　　）

A. 阴陵泉　　B. 地机　　C. 公孙

D. 商丘　　E. 大横

【答案】 B（2013年中医执业助理医师考试）

54. 八脉交会穴中，主治心、胸、胃部疾患的是（　　）

A. 内关、公孙　　B. 列缺、照海

C. 外关、足临泣　　D. 后溪、申脉

E. 以上均可

【答案】 A（2013年中医执业助理医师考试）

55. 在下列特定穴中治疗腑病一般多用（　　）

A. 五输穴　　B. 络穴　　C. 合穴

D. 俞穴　　E. 募穴

【答案】 E（2013年中医执业助理医师考试）

【解析】 背俞穴、募穴主要用于治疗相关脏腑的病变。临床上腑病多选其募穴，脏病多选其背俞穴。

56.（共用备选答案）

① 行痹针灸治疗在主穴的基础上配（　　）

② 痛痹针灸治疗在主穴的基础上配（　　）

A. 肾俞、关元　　B. 阴陵泉、足三里

C. 大椎、曲池　　　　D. 膈俞、血海

E. 丰隆、曲池

【答案】 ① D;② A(2013 年中医执业助理医师考试)

【解析】 风邪偏盛为行痹,取膈俞、血海以活血,遵治风先治血,血行风自灭之义。寒邪偏盛为痛痹,取肾俞、关元,益火之源,振奋阳气而祛寒邪。

57. 通里善于治疗(　　)

A. 肘关节疼痛　　　　B. 盗汗

C. 自汗　　　　D. 舌强不语

E. 吐血

【答案】 D(2012 年中医执业助理医师考试)

【解析】 通里为手少阴心经之络穴。通里善治:心悸、怔忡;舌强不语、暴喑;腕臂痛。

58. 治疗产后乳少,应首选(　　)

A. 少泽　　B. 少商　　C. 中冲

D. 涌泉　　E. 至阴

【答案】 A(2012 年中医执业助理医师考试)

【解析】 少泽为通乳之有效穴,主治:乳痈、乳少等乳疾;昏迷、热病等急症、热证;头痛、目翳、咽喉肿痛等头面五官病证。

59. 治疗盗汗或热病汗不出的腧穴是(　　)

A. 大椎　　B. 风池　　C. 复溜

D. 太溪　　E 合谷

【答案】 C(2012 年中医执业助理医师考试)

【解析】 复溜为足少阴肾经经穴。主疗：水肿、汗证(盗汗、无汗或多汗)等津液输布化失调病证。

60. 既可治疗口苦、胁肋疼痛，又善于治疗筋失养病证的穴位为(　　)

A. 阳陵泉　　B. 支沟　　C. 丘墟

D. 光明　　E. 间使

【答案】 A(2011 年中医执业助理医师考试)

【解析】 阳陵泉为胆经合穴，胆之下合穴，八会穴之筋会，位于腓骨小头前下方凹陷中。

61. 治疗行痹，在取主穴的基础上，应加(　　)

A. 膈俞、血海　　B. 肾俞、关元

C. 阴陵泉、足三里　　D. 大椎、曲池

E. 合谷、内关

【答案】 A(2007、2009、2013 年中医执业医师考试)

【解析】 风邪偏盛为行痹，治风先治血，血行风自灭，故取膈俞、血海。

62. 按照五行生克关系，治疗胆经实证应首

选（　　）

A. 足临泣　　B. 足窍阴　　C. 丘墟

D. 侠溪　　E. 阳辅

【答案】 E(2007、2009 年中医执业医师考试)

【解析】 治疗胆经实证，实则泻其子，木之子是火，用胆经的经穴阳辅（火）。

63. 治疗乳汁不足的腧穴是（　　）

A. 中冲　　B. 隐白　　C. 少泽

D. 少冲　　E. 大敦

【答案】 C(2007、2009 年中医执业医师考试)

【解析】 少泽为通乳之经验穴。

64. 用俞募配穴法治疗胃病，应选下列哪组穴位（　　）

A. 脾俞、胃俞　　B. 胃俞、太白

C. 胃俞、足三里　　D. 脾俞、中脘

E. 胃俞、中脘

【答案】 E(2007、2008、2013 年中医执业医师考试)

【解析】 胃之募穴是中脘，故选用胃俞、中脘。

65. 下列各穴中，常用于保健并具有强壮作用的穴位是（　　）

A. 百会　　B. 肾俞　　C. 脾俞

D. 足三里　　E. 气海俞

【答案】 D(2008 年中医执业医师考试)

【解析】 足三里穴主治胃肠病证,下肢痿痹,神志病,外科疾病,虚劳诸证,为保健要穴。

66. 用背俞穴治疗耳聋,应首选( )

A. 肺俞　　B. 三焦俞　　C. 肝俞

D. 肾俞　　E. 脾俞

【答案】 D(2008、2013 年中医执业医师考试)

【解析】 背俞穴可以治疗与脏腑经脉相连属的组织器官所发生的病证。肾开窍于耳,故治耳聋应选用肾经的背俞穴。

67. 治疗中风闭证,除选太冲、劳宫外还应为( )

A. 水分　　B. 水沟　　C. 下关

D. 中冲　　E. 委中

【答案】 B(2008 年中医执业医师考试)

【解析】 中风病的闭证应选用平肝息风、清心豁痰、醒脑开窍的十二井穴、水沟、太冲等穴位。

68. 治疗滞产,应首选( )

A. 合谷　　B. 太冲　　C. 足三里

D. 血海　　E. 至阴

【答案】 A(2009、2013 年中医执业医师考试)

【解析】 合谷穴主治:头痛、目赤肿痛、鼻衄、齿痛、口眼㖞斜、耳聋等头面五官诸疾;发热恶寒等外感病证；热病无汗或多汗；经闭、滞产等妇产科病证；上肢疼痛、不遂；牙拔除术、甲状腺手术等口面五官及颈部手术针麻常用穴。

69. 采用背俞穴治疗皮肤痒疹，应首选（　　）

A. 肝俞　　B. 肺俞　　C. 脾俞

D. 三焦俞　　E. 心俞

【答案】 B(2009 年中医执业医师考试)

【解析】 肺主皮毛，所以皮肤痒疹应于肺经的病证，应该选用肺俞穴治疗。

70. 治疗痛经，在下列穴位中应首选（　　）

A. 漏谷　　B. 阳陵泉　　C. 冲门

D. 地机　　E. 公孙

【答案】 D(2013 年中医执业医师考试)

【解析】 地机穴的主治要点为腹痛、泄泻、小便不利、水肿、月经不调、遗精、腰痛不可俯仰、食欲不振等病。其他选项均无治疗妇科疾病的功效。

71. 治疗癃闭、遗尿的穴位是（　　）

A. 太冲　　B. 大陵　　C. 神门

D. 内关　　E. 阴郄

【答案】 A(2008、2013 年中医执业医师考试)

【解析】 太冲穴主治头痛、眩晕、目赤肿痛、口㖞、胁痛、遗尿、疝气，崩漏、月经不调、癫痫、呃逆、小儿惊风、下肢痿痹。

72. 治疗便秘气滞证，除选取主穴外，应加用的腧穴是（　　）

A. 脾俞、胃俞　B. 气海、神阙　C. 关元、命门

D. 合谷、曲池　E. 中脘、行间

【答案】 E(2009、2013 年中医执业医师考试)

【解析】 便秘的气滞证患者应选用理气行滞的行间，便秘属于腑病，应选用其八会穴中脘。

73. 患者，男，45 岁。大便秘结不通，排便艰难，伴腹胀痛，身热，口干口臭，喜冷饮，舌苔黄，脉滑数。治疗除取主穴外，还应选用的穴位是（　　）

A. 足三里、三阴交　　B. 中脘、太冲

C. 神阙、关元　　D. 合谷、曲池

E. 气海、脾俞

【答案】 D(2007 年中医执业医师考试)

【解析】 热秘，治疗除取主穴外，还应选用的穴位是合谷、曲池。

74. 治疗风火牙痛，除选取主六外，应加用的腧穴是（　　）

A. 太溪、行间　B. 太溪、外关　C. 太冲、曲池

D. 太冲、阳溪　E. 外关、风池

【答案】 E(2008、2013 年中医执业医师考试)

【解析】 风火牙痛应加外关风池穴，以疏风降火。

75. 治疗肾虚型牙痛除取主穴外、还应加(　　)

A. 外关、风池　B. 太溪、行间　C. 太溪、外关

D. 太冲、曲池　E. 太冲、阳溪

【答案】 B(2008、2013 年中医执业医师考试)

【解析】 肾虚型牙痛应配合太溪、行间以滋肾阴。

76. 患者牙痛隐隐，时作时止，牙齿浮动，口不臭，脉细数。治疗除取主穴外，还应选取的配穴是(　　)

A. 外关、风池　B. 二间、曲池　C. 太冲、劳宫

D. 二间、内庭　E. 太溪、行间

【答案】 E(2016 年中医执业助理医师考试)

【解析】 牙痛隐隐，时作时止，牙齿浮动，口不臭，舌红少苔，脉细数，为虚火牙痛。针灸治疗主穴为合谷、颊车、下关，虚火牙痛配太溪、行间。

77. 患者，女，31 岁。右侧牙痛 3 天，龈肿，痛剧，伴口臭，口渴，大便 3 日未行，舌苔黄，脉洪。治疗除取颊车、下关穴外，还应加(　　)

A. 外关、风池　B. 太溪、行间　C. 中渚、养老

D. 合谷、内庭 E. 太冲、曲池

【答案】 D(2009、2013 年中医执业医师考试)

【解析】 由本患者的症状可知本病为牙痛之胃火炽盛,故应选用清胃降火的合谷穴和内庭穴。

78. 治疗咳嗽肝火犯肺证,应首选( )

A. 肝俞、鱼际、侠溪、阴陵泉

B. 肺俞、尺泽、阳陵泉、太冲

C. 中府、丰隆、肺俞、太渊

D. 列缺、合谷、中府、章门

E. 肝前、肺俞、太渊、章门

【答案】 B(2009、2013 年中医执业医师考试)

【解析】 咳应选用肺俞穴,肝火犯肺则应选用降火之尺泽、阳陵泉、太冲等穴位,尺泽为肺之合穴,合治内腑,宣降肺气、化痰止咳。

79. 患者经常不易入睡,或寐而易醒,甚则彻夜不眠,伴见心悸多梦,易惊恐,舌质淡,脉弦细。治疗除主穴外,还应选取的配穴是( )

A. 内关、曲池 B. 行间、侠溪 C. 心俞、胆俞

D. 太溪、肾俞 E. 心俞、脾俞

【答案】 C(2016 年中医执业助理医师考试)

【解析】 患者经常不易入睡,或寐则易醒,甚则彻夜不眠,诊为不寐。伴心悸多梦,易惊恐,舌淡,脉弦细,为心胆气虚证。除主穴百会、安眠、神

门、三阴交、照海、申脉外，还应配心俞、胆俞。

80. 患者感受风寒后出现喉中哮鸣如水鸡声，痰多色白，稀薄有泡沫，恶寒发热，舌苔薄白，脉浮紧。治疗除主穴外，还应选取的配穴是（　　）

A. 丰隆、曲池　B. 风门、合谷　C. 风池、太渊

D. 关元、气海　E. 肾俞、太溪

【答案】 B(2016 年中医执业助理医师考试)

【解析】 根据题干判断为哮喘风寒外袭。风寒外袭配风门、合谷；痰热阻肺配丰隆、曲池；喘甚者配天突。

81. 患者胃脘灼热隐痛，饥不欲食，咽干口燥，大便干结，舌质红少津，脉弦细。治疗除主穴外，还应选取的配穴是（　　）

A. 下脘、梁门、天枢

B. 膈俞、三阴交、内关

C. 胃俞、内庭、三阴交

D. 期门、太冲、合谷

E. 胃俞、脾俞、关元

【答案】 C(2016 年中医执业助理医师考试)

【解析】 患者胃脘灼热隐痛，诊为胃痛。胃痛治疗的主穴：中脘、足三里、内关。配穴：寒邪客胃配胃俞；饮食伤胃配梁门、下脘；肝气犯胃配期门、太冲；瘀血停胃配膈俞、三阴交；脾胃寒配关

元、脾俞、胃俞；胃阴不足配胃俞、三阴交、内庭。

82. 患者皮肤突然出现块、片状风团，异常瘙痒，舌质红，脉浮。治疗除合谷、血海、三阴交外，还应选取的主穴是（　　）

A. 外关、风门　　B. 膈俞、曲池

C. 曲池、内庭　　D. 天枢、足三里

E. 脾俞、足三里

【答案】 B(2016 年中医执业助理医师考试)

【解析】 瘾疹起病急骤，皮肤突发瘙痒不止，可见大小不等、形状各异的风团，融合成片或孤立散在，淡红或白色，边界清楚，此起彼伏。针灸治疗主穴为曲池、合谷、血海、膈俞、三阴交。

83. 患者月经周期提前 10 余天，月经量少色淡，伴神疲气短，舌淡，脉细弱。治疗除主穴外，还应选取的配穴是（　　）

A. 脾俞、足三里　　B. 肾俞、太溪

C. 气海、肾俞　　D. 肾俞、命门

E. 太冲、期门

【答案】 A(2015 年中医执业助理医师考试)

【解析】 月经先期选穴，主穴：关元、三阴交、血海。配穴：实热配行间；虚热配太溪；气虚配足三里、脾俞，月经过多配隐白。

84. 患者腰痛隐隐，酸多痛少，绵绵不已，腰腿

酸软无力，劳则更甚，反复发作，舌淡红，脉细。治疗除主穴外，还应选取的配穴是（ ）

A. 后溪、申脉　　B. 肾俞、太溪

C. 肾俞、腰阳关　　D. 命门、腰阳关

E. 太溪、申脉

【答案】 B(2015年中医执业助理医师考试)

【解析】 患者腰痛隐隐，酸多痛少，绵绵不已，腰腿酸软无力，为肾虚表现。肾虚腰痛配肾俞、太溪。

85. 患者因受寒而致颈项疼痛、重着，以项背部疼痛为主，有明显压痛，低头加重，伴恶寒，头痛，舌淡红，苔薄白，脉弦紧。治疗除主穴外，还应选取的配穴是（ ）

A. 申脉、外关　B. 肩髎、天宗　C. 内关、肩井

D. 风池、合谷　E. 大椎、束骨

【答案】 D(2015年中医执业助理医师考试)

【解析】 落枕处方，主穴：外劳宫、天柱、阿是穴、后溪、悬钟。配穴：病在督脉、太阳经者配大椎、束骨；病在少阳经配风池、肩井。风寒袭络配风池、合谷；气滞血瘀配内关、合谷。肩痛配肩髎；背痛配天宗。患者恶寒，头痛，舌淡红，苔薄白，脉弦紧，属风寒袭络。

86. 患者恶寒重，发热轻，无汗，鼻塞流涕，喷

嚏不断，咳嗽白痰，舌淡红，苔薄白，脉浮紧。治疗除主穴外，还应选取的配穴是(　　)

A. 脾俞、足三里　　B. 委中、曲泽

C. 阴陵泉、外关　　D. 曲池、尺泽

E. 风门、肺俞

【答案】 E(2015 年中医执业助理医师考试)

【解析】 患者恶寒重，发热轻，无汗，鼻塞流涕，喷嚏不断，咳嗽白痰，舌淡红，苔薄白，脉浮紧，诊为风寒感冒。感冒的处方，主穴：列缺、合谷、风池、大椎、太阳。配穴：风寒感冒配风门、肺俞；风热感冒配曲池、尺泽；夹湿配阴陵泉；夹暑配委中；体虚感冒配足三里；咽喉疼痛配少商、商阳。

87. 患者咽干微肿，疼痛以午后、入夜尤甚，伴手足心热，舌红，少苔，脉细数。治疗应选取的主穴是(　　)

A. 风池、外关、内庭、鱼际

B. 少商、合谷、尺泽、天冲

C. 太溪、照海、列缺、鱼际

D. 少商、商阳、照海、列缺

E. 商阳、关冲、照海、太溪

【答案】 C(2015 年中医执业助理医师考试)

【解析】 患者咽干微肿，疼痛以午后、入夜尤甚，伴手足心热，舌红，少苔，脉细数，为阴虚之象。

实证清热利咽，消肿止痛，取手太阴、手阳明经穴为主。虚证滋阴降火，利咽止痛，取足少阴经穴为主，虚证主穴：太溪、照海、列缺、鱼际。

88. 患者大便干结，腹胀腹痛，口干口臭，舌红，苔黄燥，脉滑实。治疗首选的主穴是（　　）

A. 天枢、大肠俞、上巨虚、支沟

B. 合谷、曲池、天枢、公孙

C. 太冲、足三里、中脘、支沟

D. 神阙、关元、足三里、中脘主

E. 公孙、气海、三阴交、内关

【答案】 A(2015年中医执业助理医师考试)

【解析】 便秘的处方，主穴：天枢、大肠俞、上巨虚、支沟。配穴：热秘配合谷、曲池；气秘配太冲、中脘；冷秘配神阙、关元；虚秘配足三里、脾俞、气海，兼阴伤津亏者加照海、太溪。

89. 患者，女，36岁。1周来头晕目眩，伴胸胁胀闷舌红，脉弦。治疗应首选（　　）

A. 脾俞、足三里、气海、百会

B. 丰降、中脘、内关、头维

C. 胃俞、丰隆、太冲、期门

D. 风池、肝俞、行间、侠溪

E. 百会、胆俞、外关、侠溪

【答案】 D(2013年中医执业助理医师考试)

【解析】　为肾阴不足而肝阳上亢故取胆经风池、侠溪、肝经行间清泻肝胆上亢之阳，取肝俞而实肝肾之阴。

90. 患者，男，50 岁。腰部疼痛 10 余年，有劳伤史，久坐加重，病处固定不移。治疗除取主穴外，还应选用的穴位是(　　)

A. 膏肓　　B. 膈俞　　C. 志室

D. 腰阳关　　E. 环跳

【答案】　B(2007 年中医执业医师考试)

【解析】　膈俞穴可治疗瘀血腰痛。

91. 患者，男，32 岁。两年前因高处跌落致腰疼至今未愈，腰部僵硬，刺痛明显，治疗除选取主穴外，应加用(　　)

A. 志室、太溪　　B. 次髎、膈俞

C. 风池、腰阳关　　D. 命门、太冲

E. 太溪、肝俞

【答案】　B(2013 年中医执业助理医师考试)

【解析】　因高处跌落致腰痛，至今未愈，腰部僵硬，刺痛明显。治疗除选取主穴外，应加用次髎、膈俞。此症为瘀血腰痛，膈俞为血之会，合次髎以疏利膀胱经气，消络中瘀滞。

92. 患者，女，50 岁。因恼怒致胃脘胀痛，嗳气，呕酸，舌苔薄白，脉弦。依据近部取穴的原则，

治疗应首选（　　）

A. 足三里　B. 膻中　C. 太冲

D. 天枢　E. 中脘

【答案】 E(2013 年中医执业助理医师考试)

【解析】 嗳腐吞酸,主要病位在胃。选用下合穴足三里或者胃的募穴中脘均可,以题干提示近部取穴为准。

93. 患者,男,45 岁。自觉心慌心烦,时息时作,健忘失眠。治疗应首选（　　）

A 三阴交　B. 神门　C. 足三里

D. 太溪　E. 合谷

【答案】 B(2013 年中医执业助理医师考试)

【解析】 此患者为心悸,首选心经原穴神门宁心安神。

94. 患者,男,10 岁。睡梦中遗尿,每夜 1 次,精神不振,脉细弱。治疗应首选（　　）

A. 中极、三阴交、脾俞、肺俞

B. 关元、三阴交、肾俞、膀胱俞

C. 中极、足三里、胃俞、肾俞

D. 关元、足三里、肺俞、膀胱俞

E. 中极、三阴交、肺俞、三焦俞

【答案】 B(2012 年中医执业助理医师考试)

【解析】 肾俞和膀胱俞以益肾气固下元,振奋膀胱功能，关元、三阴交调补脾肾。

95. 患者，男，42岁。哮喘反复发作5年，本次发作喘促不能平卧，咳痰清稀，无汗，头痛，脉浮紧治疗应首选（　　）

A. 膻中、太渊、太溪、肾俞

B. 膻中、列缺、肺俞、尺泽

C. 肺俞、风门、丰隆、太湖

D. 天突、定喘、尺泽、膻中

E. 膏肓、肾俞、太溪、丰隆

【答案】 B(2011年中医执业助理医师考试)

【解析】 该患者正处于哮喘发作期，属于实证，伴随症为咳痰清稀，无汗，头痛，脉浮紧，为风寒外袭所致。治疗主穴：列缺、尺泽、膻中、肺俞、定喘。

96. 患者，男，45岁。关节肌肉疼痛，屈伸不利，疼痛较剧，痛有定处，遇寒痛增，得热痛减，局部皮色不红，触之不热，舌苔薄白，脉弦紧。治疗除选用阿是穴、局部经穴外，还应选用的穴位是（　　）

A. 肾俞、关元　　B. 阴陵泉、足三里

C. 大椎、曲池　　D. 膈俞、关元

E. 膈俞、血海

【答案】 A(2007、2009年中医执业医师考试)

【解析】 痛痹，治疗除选用阿是穴、局部经穴外，还应选用的穴位是肾俞、关元。

97. 患者，女，45 岁。2 天前感觉胁肋部皮肤灼热疼痛，皮色发红，继则出现簇集性粟粒状大小丘状疱疹，呈带状排列，兼见口苦，心烦，易怒，脉弦数。治疗除取主穴外，还应选用的穴位是（　　）

A. 大椎、曲池、合谷

B. 行间、大敦、阳陵泉

C. 血海、隐白、内庭

D. 足三里、阴陵泉、阳陵泉

E. 内庭、曲池、太白

【答案】 B（2007、2009 年中医执业医师考试）

【解析】 蛇串疮肝胆火盛，治疗应选用的穴位是行间、大敦、阳陵泉。

98. 患者，男，48 岁。头胀痛近 2 个月，时作时发，伴目眩易怒，面赤口苦，舌红苔黄，脉弦数。治疗除取主穴外，还应选用（　　）

A. 头维、内庭、三阴交

B. 血海、风池、足三里

C. 风池、列缺、太阳

D. 太溪、侠溪、太冲

E. 丰隆、太阳、风门

【答案】 D(2008、2013 年中医执业医师考试)

【解析】 肝阳上亢的头痛,所选穴位应为肝经穴位,太冲为肝经原穴,清利头目,疏经止痛、平肝潜阳;太溪穴为肾经原穴,育阴潜阳,滋水涵木。

99. 患者,男,20 岁。昨日起大便泄泻,发病急,每日 5 次,小便减少。治疗应首选(　　)

A. 上巨虚、太溪、肾俞、命门

B. 足三里、公孙、脾俞、太白

C. 关元、天枢、足三里、冲阳

D. 天枢、上巨虚、阴陵泉、水分

E. 内庭、上巨虚、神阙、中脘

【答案】 D(2008 年中医执业医师考试)

【解析】 急性泄泻,治疗应该除湿导滞、疏调肠胃,应首选天枢、阴陵泉、上巨虚、水分等腧穴。天枢为大肠的募穴,调理胃肠传导功能;阴陵泉为脾经的合穴,疏调脾气,健脾利湿;上巨虚为大肠的下合穴,通调胃肠气机,运化湿滞;水分可以调节水电解质紊乱。

100. 患者,男,50 岁。右额面部束带状刺痛 5 日局部皮肤潮红。皮疹呈簇状水疱,排列如带状,小便黄,大便干,舌红苔薄黄,脉弦。治疗除取血海、三阴交、太冲外,还应加(　　)

A. 曲池、合谷、大椎

B. 外关、合谷、侠溪

C. 尺泽、合谷、大椎

D. 风池、合谷、膈俞

E. 曲池、合谷、支沟

【答案】 E(2008、2013 年中医执业医师考试)

【解析】 蛇丹,其选穴应为合谷、曲池、支沟等。合谷、曲池配合可以疏导阳明经气,支沟可以疏调三焦之气。

101. 患者外感风寒,咽喉赤肿疼痛,吞咽困难,咽干,咳嗽。治疗应首选(　　)

A. 合谷　　B. 内庭　　C. 太溪

D. 鱼际　　E. 廉泉

【答案】 A(2009 年中医执业医师考试)

102. 患者牙痛剧烈,伴口臭,口渴,便秘,舌苔黄,脉洪。治疗应首选(　　)

A. 风池　　B. 外关　　C. 足三里

D. 风门　　E. 内庭

【答案】 E(2009、2013 年中医执业医师考试)

【解析】 内庭穴是荥穴,具有清胃泻火、理气止痛的功效。

103. 患者,男,36 岁,上齿痛 3 天,伴口臭,口渴,便秘,舌苔黄,脉洪。治疗应首选(　　)

A. 风池　　B. 外关　　C. 足三里

D. 内庭　　　E. 地仓

【答案】 D(2009年中医执业医师考试)

104. 患者，女，45岁。失眠2个月，近日来入睡困难，有时睡后易醒，醒后不能再睡，甚至彻夜不眠，舌苔薄，脉沉细。治疗应首选(　　)

A. 神门、内关　　　B. 神门、胆俞

C. 神门、三阴交　　　D. 心俞、脾俞

E. 心俞、足三里

【答案】 C(2009年中医执业医师考试)

【解析】 由患者的症状可知本病为不寐之心肾不交证，故选穴上应宁心安神。不寐的病位在心，取心经原穴神门宁心安神；三阴交健脾益气，柔肝益阴，可使脾气和，肝气疏泄，心肾相交以达心气安而不寐除。

105. 患儿，男，7岁。睡中遗尿，白天小便频而量少，劳累后遗尿加重，面白气短，食欲不振，大便易溏，舌淡苔白，脉细无力。治疗除取主穴外，还应选用的是(　　)

A. 神门、阴陵泉、胃俞

B. 气海、肺俞、足三里

C. 次髎、水道、三阴交

D. 百会、神门、内关

E. 关元俞、肾俞、关元

【答案】 B(2009 年中医执业医师考试)

【解析】 该患者为遗尿脾肺气虚证,除取主穴外,应配肺俞、气海、足三里。

106. 患者,女,32 岁。行经后小腹部绵绵作痛,喜按,月经色淡,量少,治疗应首选( )

A. 三阴交、中极、次髎

B. 足三里、太冲、中极

C. 丰隆、天枢、气穴

D. 阴陵泉、中极、阳陵泉

E. 三阴交、足三里、气海

【答案】 E(2009 年中医执业医师考试)

【解析】 本病为痛经之虚证,应选用三阴交、足三里、气海调补气取、温养冲任。

107. 患者,男,45 岁。自觉心慌,时息时作,健忘失眠。治疗应首选( )

A. 三阴交　B. 神门　C. 足三里

D. 太溪　E. 合谷

【答案】 B(2012 年中医执业医师考试)

【解析】 神门穴的主治要点为心痛、心烦、健忘失眠、惊悸怔忡、痴呆、癫狂、痫证、目黄胁痛、掌中热、呕血、吐血、头痛、眩晕、失声等病证,且神门是治疗健忘失眠的要穴。

108. 患者因肺肾阴虚,虚火妄动,脉络受伤而

致咯血,治疗应首选(　　)

A. 孔最　B. 梁丘　C. 隐白

D. 曲泽　E. 定喘

【答案】 A(2012 年中医执业医师考试)

【解析】 孔最主治:咯血、咳嗽、气喘、咽喉肿痛等肺系病证及肘臂痛。

109. 患者,女,40 岁。呕吐痰涎,伴头晕,胸痞,心悸,舌苔白,脉滑。治疗除取主穴外,还应加(　　)

A. 列缺、尺泽　B. 膻中、丰隆　C. 曲池、外关

D. 风池、尺泽　E. 列缺、合谷

【答案】 B(2008、2013 年中医执业医师考试)

【解析】 呕吐治疗主穴:内关、胃俞、足三里、中脘。配穴:寒吐者,加上脘、公孙;热吐者,加商阳、内庭,并可用金津、玉液点刺出血;食滞者,加梁门、天枢;痰饮者,加膻中、丰隆;该患者头晕、胸痞、脉滑为痰饮内阻证。

110. 患者,女,45 岁。2 年,经常多梦少寐,入睡迟,易惊醒,平常遇事惊怕,多疑善感。气短头晕,舌淡,脉弦细:治疗除取主穴外,还应加(　　)

A. 心俞、阴俞、脾俞

B. 心俞、肾俞、太溪、足三里

C. 心俞、胆俞、大陵、丘墟

D. 肝俞、间使、太冲

E. 脾俞、胃俞、足三里

【答案】 C(2013 年中医执业医师考试)

【解析】 由本患者的症状可知本病为不寐之心胆气虚证,应选用心俞、胆俞、大陵、丘墟等腧穴宁心安神、补益心气。

111. 患者,男,28 岁。1 天前因饮食不洁出现腹痛腹泻。下痢赤白,里急后重,肛门灼热,心烦口渴。小便短赤,舌苔黄腻,脉滑数。治疗除选取主穴外,应加用的腧穴是(　　)

A. 中脘、上脘　B. 中脘、内关　C. 曲池、内庭

D. 脾俞、下脘　E. 行间、足三里

【答案】 C(2009、2013 年中医执业医师考试)

【解析】 由本患者的症状可知本病为痢疾之湿热痢,应选用曲池和内庭,两穴均可清热利湿,去除病因,以达治疗痢疾的作用。

112. 患者,女,35 岁。胃脘部隐痛,痛处喜按,空腹痛甚,纳后痛减,伴胃脘灼热,似饥而不欲食,咽干口燥,大便结。舌红少津,脉弦细。治疗应首选(　　)

A. 内关、天枢、中脘、膈俞

B. 内关、足三里、中脘、胃俞

C. 内关、天枢、中脘、太冲

D. 内关、足三里、中脘、下、梁门

E. 足三里、中脘、内关、三阴交、内庭

【答案】 E(2009、2013 年中医执业医师考试)

【解析】 由本患者的症状可知本病为胃痛之虚证。应首选温中健脾,和胃止痛的中脘,脾俞、胃、足三里,以及滋阴降火的内庭三阴交、内关等腧穴。

113. 患者,男,32 岁。恶发热 2 日,伴咽喉肿痛,口渴,舌苔薄黄。治疗除取主穴外,还应选用的穴位是(　　)

A. 风门、肺俞　　B. 外关、身柱

C. 曲池、中府　　D. 阴陵泉、委中、中冲

E. 曲池、尺泽、鱼际

【答案】 E(2007、2008、2013 年中医执业医师考试)

【解析】 由该患者的症状可知本病为风热感冒,应选用肺经、大肠经上的腧穴。曲池为大肠经的合穴,属土,为金之母,尺泽穴为肺经的合穴。鱼际穴是肺经的荥穴,荥穴主身热,故应选肺经的荥穴以清热。

穴位索引

参考文献

1.（唐）王冰. 黄帝内经. 内蒙古：内蒙古人民出版社,2009.

2.（宋）王惟一. 铜人腧穴针灸图经. 北京：北京大学出版社,2009.

3. 王德深. 针灸穴名国际标准化手册. 北京：人民卫生出版社,1988.

4. 郭长青,刘清国,胡波,等. 针灸取穴图解. 北京：人民军医出版社,2009.

5. 陆瘦燕,朱汝功. 针灸腧穴图谱. 上海：上海科学技术出版社,1988.

6. 林先哲. 针灸须察·论腧穴刺禁与局部解剖的关系. 云南中医学院学报,1977.

7. 严振国. 局部解剖学. 北京：中国中医药出版社,2006.

8. 陈越,郑萍. 凌门传授铜人指穴注读. 上海：世界图书出版公司,2019.

9. 国家执业医师资格考试命题研究组. 中医执业医师历年真题试卷及精解. 沈阳：辽宁大学出

版社,2016.

10. 白朝伟. 中医执业助理医师资格考试历年真题精析. 江苏：江苏凤凰科学技术出版社,2021.